Dieudonné Serge LOEMBA

PERTE DE POIDS REUSSIE

Dieudonné Serge LOEMBA

PERTE DE POIDS REUSSIE

Perte de poids saine et durable

Éditions Vie

Imprint
Any brand names and product names mentioned in this book are subject to trademark, brand or patent protection and are trademarks or registered trademarks of their respective holders. The use of brand names, product names, common names, trade names, product descriptions etc. even without a particular marking in this work is in no way to be construed to mean that such names may be regarded as unrestricted in respect of trademark and brand protection legislation and could thus be used by anyone.

Cover image: www.ingimage.com

Publisher:
Éditions Vie
is a trademark of
Dodo Books Indian Ocean Ltd. and OmniScriptum S.R.L publishing group

120 High Road, East Finchley, London, N2 9ED, United Kingdom
Str. Armeneasca 28/1, office 1, Chisinau MD-2012, Republic of Moldova, Europe
Printed at: see last page
ISBN: 978-613-9-59464-1

PERTE DE POIDS RÉUSSIE

Perte de Poids Saine et Durable

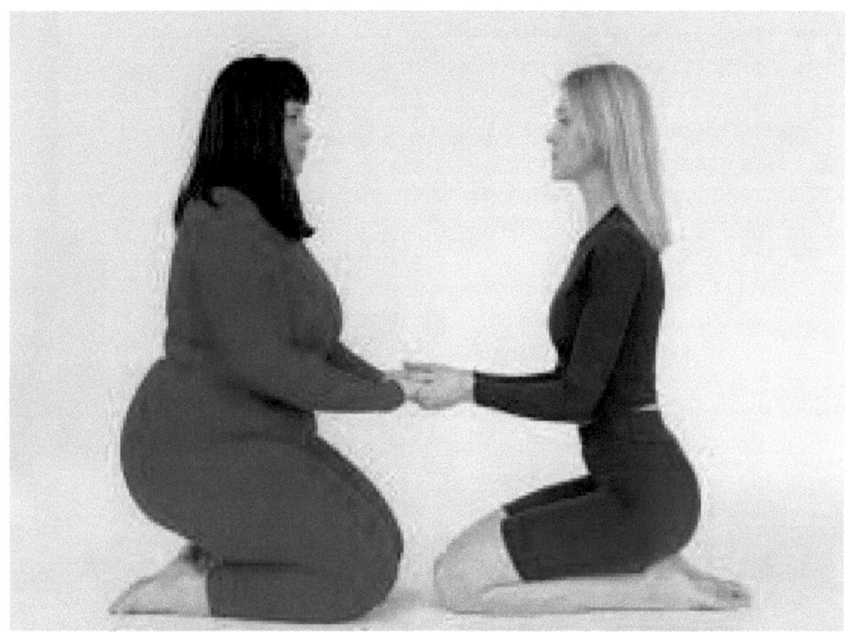

Table des Matières

Introduction......4

- Objectif du Livre
- À Qui S'adresse ce Livre
- Comment Utiliser ce Livre

Chapitre 1 : Comprendre la Perte de Poids......10

- Les Fondements de la Perte de Poids
- Les Mythes Courants à Propos de la Perte de Poids
- Pourquoi la Perte de Poids est Importante pour la Santé

Chapitre 2 : Fixer des Objectifs Réalistes......17

- L'Importance des Objectifs
- Établir des Objectifs de Perte de Poids Réalistes
- Mesurer Votre Succès

Chapitre 3 : Nutrition Équilibrée......20

- Les Bases de la Nutrition
- Les Groupes Alimentaires Essentiels
- Élaborer un Plan Alimentaire Sain
- Les Collations Saines

Chapitre 4 : Exercice et Activité Physique......36

- Les Bienfaits de l'Exercice pour la Perte de Poids
- Choisir une Activité Physique Adaptée
- Élaborer un Programme d'Exercices
- Surmonter les Obstacles à l'Exercice

Chapitre 5 : Gestion du Stress et du Sommeil......62

- Le Stress et la Perte de Poids
- Les Techniques de Gestion du Stress
- L'Importance du Sommeil pour la Perte de Poids

Chapitre 6 : Suivi de la Perte de Poids......67

- Tenir un Journal Alimentaire
- Suivre Votre Progression
- Les Plateaux de Perte de Poids
- L'Importance de la Persévérance

Chapitre 7 : Les Pièges à Éviter......69

- Les Régimes Drastiques
- Les Comportements Alimentaires Nocifs
- Le Rôle des Émotions dans l'Alimentation

Chapitre 8 : Trouver un Soutien......71

- L'Importance du Soutien Social
- Rejoindre un Groupe de Soutien
- Travailler avec un Coach ou un Professionnel de la Santé

Chapitre 9 : Maintenir la Perte de Poids..73
- Éviter le Yo-Yo
- Établir de Nouvelles Habitudes Durables
- L'Importance de la Mise en Place d'un Plan à Long Terme

Conclusion..74
- Récapitulation des Points Clés
- Encouragements pour Votre Voyage de Perte de Poids

Annexes...76
- Recettes Saines
- Exemples de Programmes d'Exercices
- Outils de Suivi

Bibliographie..77
- Sources de Référence et de Recherche

Introduction

Cher lecteur,

Avez-vous déjà ressenti le désir ardent de transformer votre vie, de retrouver votre vitalité et de vous sentir bien dans votre peau ? Si vous tenez ce livre entre vos mains, c'est probablement parce que la perte de poids est devenue un objectif qui vous tient à cœur. Vous avez peut-être déjà entrepris des tentatives pour perdre du poids par le passé, ou peut-être est-ce la première fois que vous envisagez sérieusement de prendre en main votre santé. Quelle que soit votre situation, je suis ici pour vous guider dans ce voyage vers une vie plus saine et équilibrée.

Je m'appelle Dieudonné Serge LOEMBA, et j'ai consacré du temps à comprendre les complexités de la nutrition, de l'exercice et de la psychologie derrière la perte de poids. J'ai vu de nombreuses personnes comme vous, désireuses de changer leur vie, mais souvent confrontées à des informations contradictoires, à des régimes draconiens et à la frustration qui accompagne parfois la quête de la perte de poids.

L'objectif de ce livre en 78 pages est de vous fournir des informations claires, concises et pratiques pour vous aider à atteindre vos objectifs de perte de poids de manière saine et durable. Nous aborderons les principes fondamentaux de la nutrition, de l'exercice, de la gestion du stress et du sommeil, ainsi que les pièges courants à éviter. Nous explorerons également les aspects mentaux de la perte de poids, car je crois fermement que votre état d'esprit joue un rôle crucial dans votre succès.

Dans ces pages, vous découvrirez des stratégies éprouvées pour adopter de saines habitudes alimentaires, pour trouver un équilibre dans votre vie quotidienne et pour maintenir votre perte de poids sur le long terme. Je vous guiderai pas à pas, en vous fournissant des conseils pratiques que vous pourrez mettre en œuvre dès aujourd'hui.

Mais avant de plonger dans les détails, rappelez-vous ceci : la perte de poids n'est pas seulement une question de chiffres sur une balance. C'est une question de santé, de bien-être et de qualité de vie. Mon objectif en écrivant ce livre est de vous aider à adopter une approche globale de votre santé, afin que vous puissiez profiter pleinement de chaque journée.

Je vous encourage à lire ce livre avec un esprit ouvert, à prendre des notes, à poser des questions et à mettre en pratique les conseils qui résonnent le plus avec vous.

La perte de poids est un voyage personnel, et il n'y a pas de solution unique qui convienne à tout le monde. Vous êtes unique, et votre parcours sera unique.

Ensemble, nous allons explorer les étapes nécessaires pour vous aider à atteindre vos objectifs de perte de poids et à vivre une vie plus saine et plus épanouissante. Peu importe où vous en êtes actuellement, sachez que vous avez le pouvoir de changer, de progresser et de vous épanouir. Je suis ravi de faire ce voyage avec vous, et je suis convaincu que vous avez tout ce qu'il faut pour réussir.

Commençons ce voyage vers une meilleure version de vous-même.

Avec toute ma bienveillance,

DSL

Objectif du Livre :

Le principal objectif de ce livre est d'offrir aux lecteurs une ressource complète et pratique pour les aider à comprendre les principes fondamentaux de la perte de poids et à mettre en œuvre des stratégies efficaces pour atteindre leurs objectifs de perte de poids de manière saine et durable. Le livre vise à fournir des informations basées sur des données probantes, des conseils pratiques et des outils pour aider les lecteurs à prendre des décisions éclairées concernant leur santé et leur bien-être.

À Qui S'adresse ce Livre :

Ce livre s'adresse à un large public, notamment :

Les Personnes en quête de Perte de Poids : Si vous cherchez à perdre du poids de manière efficace et durable, ce livre vous fournira des informations précieuses pour vous aider à atteindre vos objectifs.

Les Personnes Qui Veulent Comprendre la Perte de Poids : Si vous êtes intéressé par la science et les principes qui sous-tendent la perte de poids, ce livre vous fournira des explications claires et des informations basées sur des données probantes.

Les professionnels de la santé : Les professionnels de la santé, y compris les médecins, les nutritionnistes, les entraîneurs personnels et les psychologues, peuvent utiliser ce livre comme une ressource pour aider leurs patients et clients à aborder la perte de poids de manière holistique et fondée sur la science.

Les Éducateurs en Santé : Les éducateurs en santé qui travaillent dans des écoles, des communautés ou d'autres environnements peuvent trouver des informations utiles pour enseigner les principes de la perte de poids saine à leur public.

Ceux Qui Cherchent un Changement de Mode de Vie : Même si votre objectif n'est pas uniquement la perte de poids, mais plutôt un changement de mode de vie global pour une meilleure santé, ce livre offre des conseils et des stratégies pour vous aider à atteindre cet objectif.

En résumé, ce livre vise à être une ressource précieuse pour quiconque s'intéresse à la perte de poids et à la promotion d'un mode de vie sain. Il est conçu pour être accessible à un large éventail de lecteurs, des débutants en matière de perte de poids aux professionnels de la santé.

Comment Utiliser ce Livre :

Ce livre a été conçu pour être une ressource pratique et informative pour vous aider à comprendre et à aborder la perte de poids de manière efficace, saine et durable. Voici comment vous pouvez utiliser ce livre de manière optimale pour atteindre vos objectifs de perte de poids et améliorer votre santé globale :

1. Lecture en Continu : Vous pouvez commencer par lire le livre du début à la fin pour acquérir une compréhension globale de la perte de poids et de ses aspects connexes. Cela vous donnera un aperçu des principes fondamentaux, des stratégies et des conseils pour réussir votre voyage de perte de poids.

2. Consultation Référentielle : Si vous avez des questions spécifiques ou si vous recherchez des informations sur un sujet particulier, utilisez la table des matières et l'index pour trouver rapidement les sections pertinentes du livre. Vous pouvez ainsi accéder aux informations dont vous avez besoin à tout moment.

3. Mise en Pratique : Le livre propose des conseils pratiques et des outils pour vous aider à mettre en pratique les principes de la perte de poids. Utilisez les exemples de programmes d'exercices, les recettes saines et les outils de suivi inclus dans les annexes pour vous aider à élaborer un plan personnalisé.

4. Réflexion Personnelle : Prenez le temps de réfléchir aux concepts présentés dans le livre et à la manière dont ils s'appliquent à votre situation personnelle. Utilisez les sections de suivi pour noter vos objectifs, vos progrès et vos réflexions personnelles.

5. Discussion en groupe : Si vous le souhaitez, partagez les informations de ce livre avec un groupe de soutien ou un ami qui partage vos objectifs de perte de poids. La discussion et le partage d'idées peuvent renforcer votre engagement et votre motivation.

6. Collaboration avec un Professionnel de la Santé : Si vous travaillez avec un médecin, un nutritionniste, un entraîneur personnel ou tout autre professionnel de la santé, utilisez ce livre comme ressource pour discuter de votre plan de perte de poids et de santé avec eux. Ils pourront personnaliser vos objectifs en fonction de vos besoins individuels.

7. Référence Continue : Après avoir atteint vos objectifs de perte de poids, utilisez ce livre comme une référence continue pour maintenir votre succès à long terme et pour aborder d'autres aspects de votre santé et de votre bien-être.

N'oubliez pas que la perte de poids saine et durable est un processus à long terme. Ce livre est conçu pour vous accompagner à chaque étape de ce voyage. Utilisez-le comme une ressource précieuse pour obtenir des informations, des conseils et du soutien tout au long de votre parcours vers une meilleure santé.

Chapitre 1 : Comprendre la Perte de Poids

La perte de poids est un objectif qui peut revêtir de nombreuses significations différentes pour chacun d'entre nous. Pour certains, il s'agit de retrouver une meilleure santé, pour d'autres, c'est une question d'estime de soi ou de bien-être général. Quelle que soit votre motivation, il est essentiel de comprendre les fondements de la perte de poids avant de vous lancer dans ce voyage. Dans ce chapitre, nous allons explorer les bases de la perte de poids et dissiper certains mythes courants.

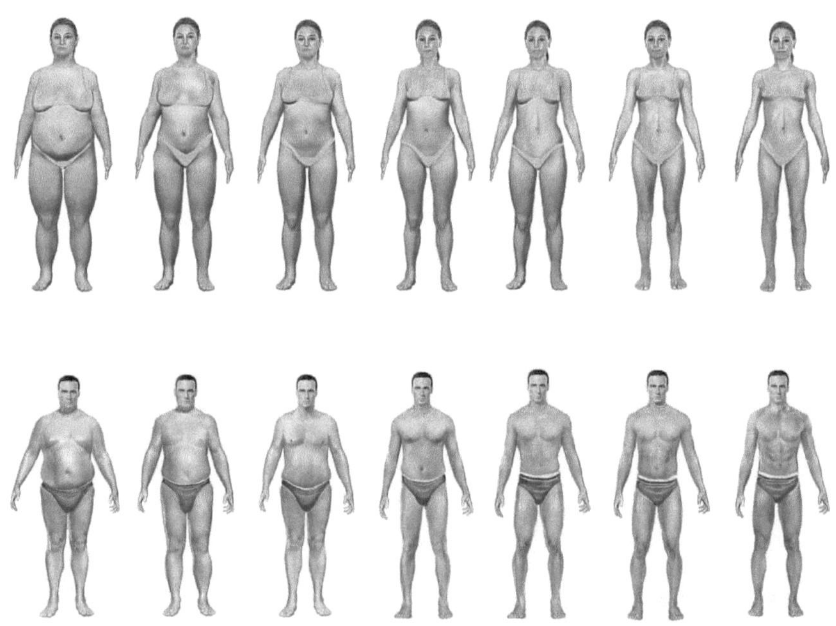

Les Bases de la Perte de Poids

La perte de poids, de manière fondamentale, se produit lorsque vous brûlez plus de calories que vous n'en consommez. C'est un principe simple, mais sa mise en pratique peut s'avérer plus complexe. L'énergie dont votre corps a besoin pour fonctionner provient des calories que vous consommez à travers votre alimentation. Lorsque vous consommez moins de calories que ce dont votre corps a besoin, il commence à utiliser les réserves de graisse pour compenser, entraînant ainsi la perte de poids.

Les Différents Types de Graisses

Toutes les graisses ne sont pas créées égales. Il est essentiel de comprendre les différents types de graisses qui existent dans votre corps et dans votre alimentation. Les deux types de graisses les plus couramment mentionnés sont les graisses saturées et les graisses insaturées. Les graisses saturées, présentes dans les aliments comme la viande rouge et les produits laitiers riches en matières grasses, sont souvent associées à des problèmes de santé lorsqu'elles sont consommées en excès. En revanche, les graisses insaturées, présentes dans les noix, les avocats et l'huile d'olive, peuvent être bénéfiques pour votre santé.

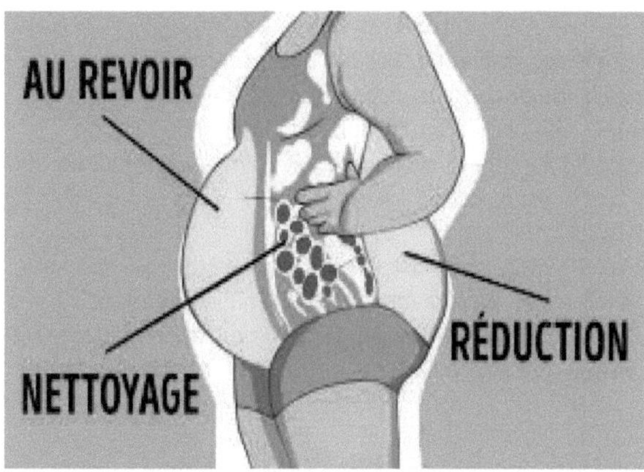

Les Risques Liés à l'Excès de Poids

L'excès de poids et l'obésité sont associés à de nombreux risques pour la santé. En portant un poids excessif, vous augmentez le risque de développer des problèmes tels que:

diabète de type 2 L'Obésité et le Risque de Diabète : L'obésité, en particulier l'obésité abdominale (excès de graisse autour de la taille), est l'un des facteurs de risque les plus importants du diabète de type 2. Les cellules graisseuses produisent des substances inflammatoires qui peuvent perturber la régulation de la glycémie et la sensibilité à l'insuline.

maladies cardiaques:

L'excès de poids, en particulier l'obésité, est un facteur de risque majeur pour le développement de maladies cardiaques. Les maladies cardiaques, également appelées maladies cardiovasculaires, englobent un large éventail de problèmes affectant le cœur et les vaisseaux sanguins. Voici comment l'excès de poids peut contribuer au développement de ces affections :

1. Hypertension artérielle (HTA) : L'excès de poids est étroitement lié à l'hypertension artérielle, qui est un facteur de risque majeur de maladies cardiaques. L'excès de graisse corporelle peut augmenter la résistance à l'écoulement du sang, ce qui entraîne une pression artérielle élevée. L'hypertension peut endommager les artères et augmenter le risque de crises cardiaques et d'accidents vasculaires cérébraux.

2. Diabète de type 2 : L'obésité est un facteur de risque majeur pour le diabète de type 2. Le diabète peut endommager les vaisseaux sanguins et augmenter le risque de maladies cardiaques. De plus, de nombreuses personnes atteintes de diabète de type 2 ont également un excès de poids.

3. Dyslipidémie : L'excès de poids est souvent associé à une dyslipidémie, c'est-à-dire un déséquilibre des lipides sanguins, notamment une augmentation du taux de cholestérol LDL (le "mauvais" cholestérol) et une diminution du taux de cholestérol HDL (le "bon" cholestérol). Une dyslipidémie est un facteur de risque de maladies cardiaques.

4. Inflammation chronique : L'excès de graisse corporelle, en particulier la graisse viscérale (autour des organes internes), peut favoriser l'inflammation chronique dans le corps. L'inflammation est impliquée dans le développement de l'athérosclérose, un durcissement et un rétrécissement des artères, ce qui peut entraîner des problèmes cardiaques.

5. Apnée du Sommeil : L'obésité est un facteur de risque majeur de l'apnée du sommeil, une condition où la respiration s'arrête périodiquement pendant le sommeil. L'apnée du sommeil est associée à un risque accru de maladies cardiaques.

6. Charge cardiaque : Un cœur en surcharge doit travailler plus dur pour pomper le sang à travers le corps. Cela peut provoquer une hypertrophie cardiaque (épaississement du muscle cardiaque) et augmenter le risque de maladies cardiaques.

7. Facteurs de risque supplémentaires : En plus de ces mécanismes, l'excès de poids est souvent associé à d'autres facteurs de risque de maladies cardiaques, tels que le tabagisme, la sédentarité et une alimentation malsaine.

La bonne nouvelle est que la perte de poids et l'adoption d'un mode de vie sain peuvent réduire considérablement le risque de maladies cardiaques. Cela inclut une alimentation équilibrée, la pratique régulière d'une activité physique, l'arrêt du tabagisme, la gestion du stress et le contrôle des facteurs de risque liés au diabète et à l'hypertension. Il est important de travailler avec des professionnels de la santé pour développer un plan de gestion du poids et de la santé cardiaque qui soit adapté à vos besoins individuels.

Certains types de cancer:
L'excès de poids, en particulier l'obésité, est un facteur de risque majeur pour le développement de plusieurs types de cancer. Plusieurs mécanismes expliquent cette relation entre l'obésité et le cancer, notamment l'inflammation chronique, les changements hormonaux, et la production excessive de facteurs de croissance. Voici certains des types de cancer les plus couramment associés à l'excès de poids :

Cancer du sein (post-ménopausique) : Les femmes en surpoids ou obèses, en particulier après la ménopause, ont un risque accru de développer un cancer du sein. Les cellules graisseuses produisent des œstrogènes, et l'excès d'œstrogènes peut stimuler la croissance des cellules cancéreuses dans le sein.

Cancer du côlon et du rectum : L'obésité est associée à un risque accru de cancer colorectal. Les mécanismes sous-jacents ne sont pas complètement compris, mais des facteurs tels que l'inflammation et les changements dans la production d'insuline et d'insuline-like growth factor (IGF) peuvent jouer un rôle.

Cancer de l'utérus (endomètre) : Les femmes en surpoids ou obèses ont un risque plus élevé de développer un cancer de l'utérus. L'excès d'œstrogènes est également un facteur de risque ici, car il peut entraîner une croissance excessive de la muqueuse utérine.

Cancer de l'ovaire : Bien que le lien entre l'obésité et le cancer de l'ovaire soit moins clair que pour d'autres types de cancer, il existe des preuves suggérant une association.

Cancer du foie : L'obésité est un facteur de risque majeur pour le cancer du foie, en particulier le carcinome hépatocellulaire. L'excès de graisse dans le foie (stéatose hépatique) peut entraîner une inflammation chronique, ce qui augmente le risque de cancer.

Cancer du rein : L'obésité est un facteur de risque pour le cancer du rein, probablement en partie en raison de l'effet de l'excès de graisse sur la production d'IGF et d'autres hormones.

Cancer de la vésicule biliaire : Les personnes en surpoids ou obèses ont un risque accru de cancer de la vésicule biliaire. Les mécanismes exacts ne sont pas entièrement compris, mais l'inflammation et les changements hormonaux peuvent être impliqués.

Cancer du pancréas : L'obésité est un facteur de risque de cancer du pancréas. L'inflammation et les déséquilibres hormonaux peuvent contribuer à ce risque accru.

Cancer de la thyroïde : Les preuves suggèrent que l'obésité est associée à un risque accru de cancer de la thyroïde, bien que la relation soit complexe.

Il est important de noter que l'excès de poids n'est qu'un facteur de risque parmi d'autres pour ces types de cancer, et le risque peut varier en fonction de la génétique individuelle, de l'âge, du sexe et d'autres facteurs. La prévention du cancer, en particulier chez les personnes en surpoids ou obèses, passe par la promotion d'un mode de vie sain, notamment une alimentation équilibrée, la pratique régulière d'une activité physique, l'arrêt du tabagisme et la gestion du poids. Le maintien d'un poids santé peut réduire le risque de ces types de cancer ainsi que d'autres problèmes de santé graves.
De plus, l'excès de poids peut avoir un impact sur votre bien-être général, votre mobilité et votre qualité de vie.

Debunking les Mythes Courants sur la Perte de Poids et Ses Conséquences

La perte de poids est un sujet qui suscite de nombreuses idées fausses et de mythes, souvent alimenté par des informations contradictoires et des promesses de solutions rapides. Dans cette discussion, nous allons examiner certains des mythes courants sur la perte de poids, ainsi que les conséquences potentielles de les croire.

Mythe 1 : Les Régimes Drastiques Sont la Clé de la Perte de Poids

Conséquences : Les régimes drastiques, généralement basés sur des restrictions sévères, sont difficiles à maintenir à long terme. Ils peuvent entraîner des carences nutritionnelles, la perte de masse musculaire et des fluctuations de poids importantes. Une fois que le régime se termine, le risque de reprise de poids est élevé.

Mythe 2 : Les Pilules Minceur Sont la Solution Magique

Conséquences : Les pilules minceur non approuvées ou non prescrites peuvent comporter des risques pour la santé, notamment des effets secondaires graves. Les produits promettant une perte de poids rapide et sans effort ne sont souvent pas soutenus par des preuves scientifiques solides.

Mythe 3 : Il Faut Éviter les Graisses à Tout Prix

Conséquences : Éviter complètement les graisses peut nuire à la santé, car les graisses saines sont essentielles à de nombreuses fonctions corporelles. La restriction des graisses peut également entraîner des fringales de sucres et de glucides, ce qui peut favoriser la prise de poids.

Mythe 4 : Le Poids Idéal Est Déterminé par l'Indice de Masse Corporelle (IMC)

Conséquences : L'IMC seul ne tient pas compte de la composition corporelle. Certaines personnes peuvent avoir un IMC élevé en raison d'une musculature accrue plutôt que de graisse. Se fixer un objectif de poids basé uniquement sur l'IMC peut être déraisonnable et peu réaliste.

Mythe 5 : Les Aliments Étiquetés "Light" ou "Faibles en Calories" Sont Toujours Sains

Conséquences : Les aliments "light" ou "faibles en calories" peuvent contenir des édulcorants artificiels, des additifs et des conservateurs. Parfois, ils manquent de nutriments essentiels et peuvent ne pas être aussi rassasiants que des aliments non transformés.

Mythe 6 : Les Jeûnes et les Detox Sont Essentiels pour Détoxifier le Corps

Conséquences : Le corps humain est équipé pour se détoxifier naturellement. Les régimes de jeûne et de detox extrêmes peuvent entraîner des carences nutritionnelles et perturber l'équilibre électrolytique. Ils ne sont pas nécessaires pour soutenir le processus de détoxification naturel.

Mythe 7 : Le Poids Doit Être Perdu Rapidement pour Être Significatif

Conséquences : La perte de poids rapide peut souvent être insoutenable et peu réaliste. Elle peut entraîner la perte de muscle et la réduction du métabolisme de base, ce qui rend la maintenance du poids plus difficile à long terme.

Mythe 8 : Les Produits "Sans Gluten" Sont Plus Sains pour Tout le Monde

Conséquences : Les produits sans gluten sont essentiels pour les personnes atteintes de la maladie cœliaque ou d'une sensibilité au gluten, mais ils ne sont pas nécessairement plus sains pour ceux qui n'ont pas ces affections. Certains produits sans gluten peuvent être riches en sucre et en gras.

Mythe 9 : Les Exercices Abdominaux Éliminent la Graisse du Ventre

Conséquences : Les exercices ciblés sur une zone spécifique ne brûlent pas nécessairement les graisses dans cette zone. La perte de graisse corporelle est un processus global. Les exercices abdominaux sont importants pour renforcer les muscles, mais ils ne garantissent pas une perte de graisse ciblée.

Mythe 10 : Une Fois la Perte de Poids Atteinte, Vous Pouvez Revenir à Vos Anciennes Habitudes

Conséquences : Revenir à des habitudes alimentaires malsaines et à un mode de vie sédentaire après avoir perdu du poids peut entraîner une reprise rapide du poids. La perte de poids durable nécessite un changement de style de vie à long terme.

Il est essentiel de remettre en question ces mythes courants et de se fier à des informations fondées sur des preuves scientifiques pour guider votre voyage de perte de poids. Adopter une approche réaliste, durable et axée sur la santé est la clé pour atteindre et maintenir des objectifs.

Chapitre 2 : Fixer des Objectifs Réalistes

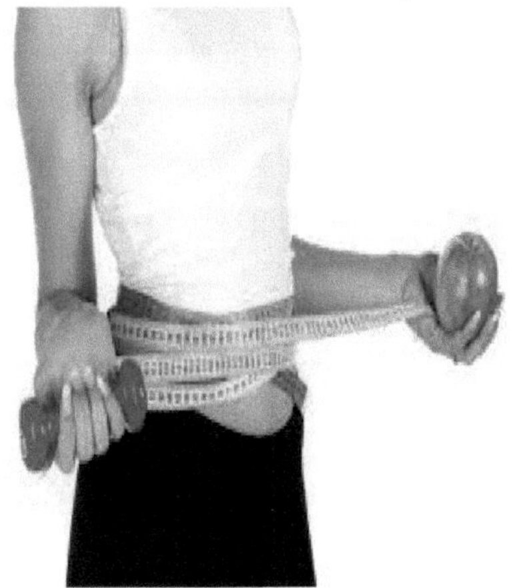

L'une des étapes les plus cruciales pour réussir dans votre voyage de perte de poids est de définir des objectifs réalistes et atteignables. Trop souvent, les gens se fixent des attentes irréalistes qui peuvent rapidement mener à la démotivation et à l'échec. Dans ce chapitre, nous allons explorer l'importance de fixer des objectifs appropriés et comment le faire de manière efficace.

L'Importance des Objectifs

Les objectifs sont comme des phares qui éclairent votre chemin vers la perte de poids. Ils vous donnent un but à atteindre, vous motivent et vous aident à rester concentré. Cependant, il est essentiel que ces objectifs soient spécifiques, mesurables, atteignables, pertinents et limités dans le temps, soit SMART. Par exemple, plutôt que de dire "Je veux perdre du poids", un objectif SMART serait "Je veux perdre 5 kilogrammes en 3 mois en adoptant un régime équilibré et en faisant de l'exercice régulièrement."

Fixer des Objectifs Réalistes

L'un des pièges courants dans la fixation des objectifs de perte de poids est de viser trop haut ou de s'attendre à des résultats trop rapides. Il est important de comprendre que la perte de poids saine et durable est un processus graduel. Fixer des objectifs réalistes signifie tenir compte de votre situation personnelle, de vos ressources et de votre niveau de motivation. Il est préférable de viser des pertes de poids modestes mais atteignables au début, puis de progresser progressivement.

Comment Définir vos Objectifs

Identifiez vos motivations personnelles : Pourquoi souhaitez-vous perdre du poids ? Quels sont les avantages que cela apportera à votre vie ? Comprendre vos motivations vous aidera à rester concentré sur vos objectifs.

Soyez spécifique : Définissez clairement ce que vous voulez accomplir. Plutôt que de dire "Je veux être plus mince", dites "Je veux perdre 8 kilogrammes."

Soyez mesurable : Assurez-vous que vos objectifs peuvent être quantifiés. Cela vous permettra de suivre votre progression de manière tangible.

Soyez atteignable : Évaluez si l'objectif que vous vous fixez est réalisable compte tenu de vos contraintes de temps, de votre niveau de fitness actuel et de votre mode de vie.

Soyez pertinent : Vos objectifs doivent être en harmonie avec vos valeurs personnelles et votre bien-être général. Ils doivent avoir un sens pour vous.

Fixez une échéance : Donnez-vous une date limite réaliste pour atteindre votre objectif. Cela vous aidera à rester concentré et à vous engager davantage.

Adopter une Approche Graduelle

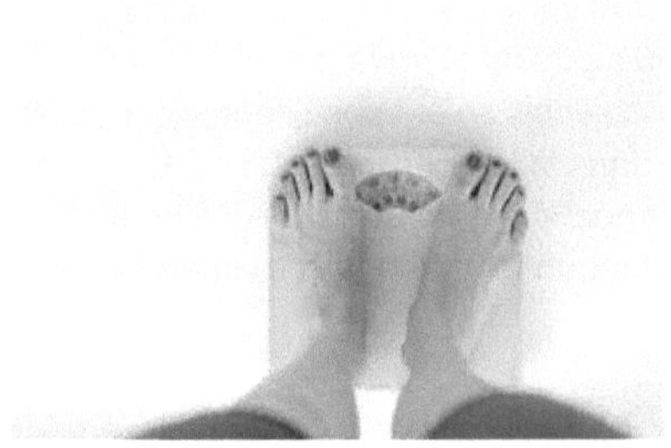

Une approche graduelle de la perte de poids est souvent la plus efficace et la plus durable. Plutôt que de vouloir tout changer du jour au lendemain, commencez par des modifications simples et durables dans votre alimentation et votre mode de vie. Cela peut inclure des ajustements progressifs dans votre alimentation, l'ajout d'exercice régulier à votre routine et la gestion du stress.

Fixer des objectifs réalistes est le premier pas vers le succès dans votre voyage de perte de poids. Cela vous permet de créer une feuille de route claire et réalisable pour atteindre vos objectifs. Dans les chapitres suivants, nous explorerons comment mettre en place des changements concrets pour vous rapprocher de vos objectifs de manière efficace. Souvenez-vous, la clé du succès est de prendre des décisions positives et durables pour votre santé à long terme.

Chapitre 3 : Nutrition Équilibrée

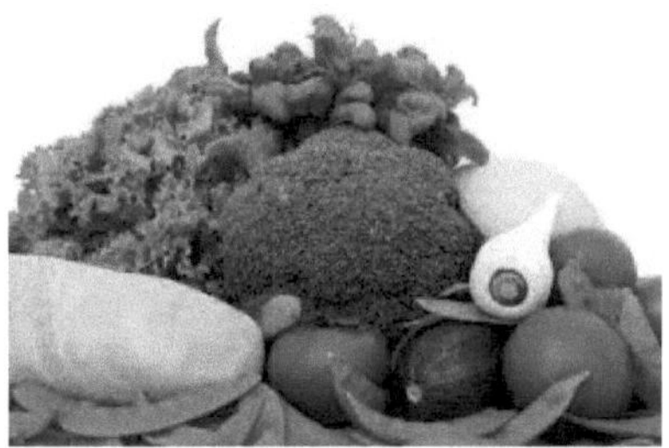

La nutrition joue un rôle fondamental dans la perte de poids et dans le maintien d'une bonne santé générale. Dans ce chapitre, nous allons plonger dans les principes d'une alimentation équilibrée, discuter des groupes alimentaires essentiels et apprendre à faire des choix alimentaires sains.

Les Principes d'une Alimentation Saine

Une alimentation équilibrée consiste à fournir à votre corps les nutriments dont il a besoin pour fonctionner efficacement tout en contrôlant votre apport calorique. Voici quelques principes clés d'une alimentation saine :

Les Portions Contrôlées : Apprendre à contrôler la taille des portions est essentiel pour éviter la surconsommation de calories.

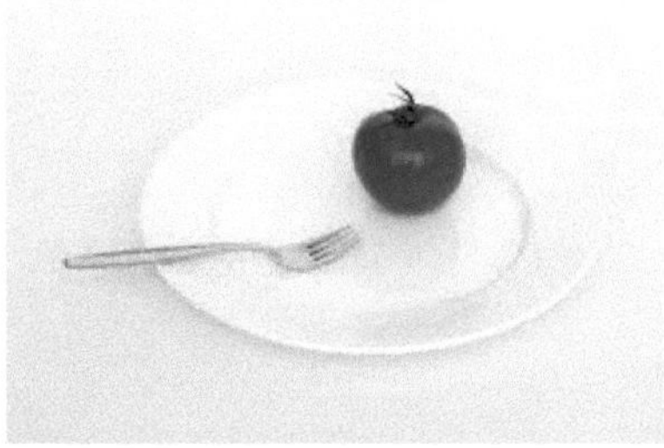

Manger plus de fruits et de légumes : Les fruits et les légumes sont riches en nutriments essentiels et faibles en calories. Ils doivent être une part importante de votre alimentation.

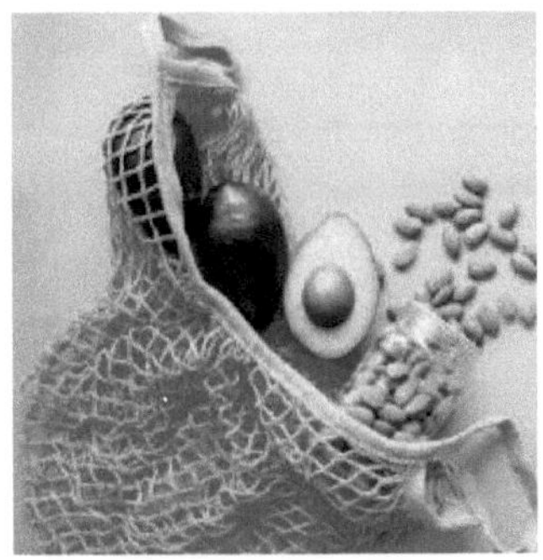

Choisir des Protéines Maigres : Les sources de protéines maigres comme le poulet, le poisson, les légumineuses et le tofu sont des choix plus sains que les viandes grasses.

Les Glucides Complets : Optez pour des glucides complets, tels que les céréales complètes, le riz brun et les légumes, plutôt que des glucides raffinés.

Les Graisses Saines : Les graisses insaturées présentes dans les avocats, les noix et l'huile d'olive sont essentielles pour votre santé.

Les Groupes Alimentaires Essentiels

Pour une alimentation équilibrée, il est important de comprendre les différents groupes alimentaires et comment les intégrer dans vos repas :

Les protéines :

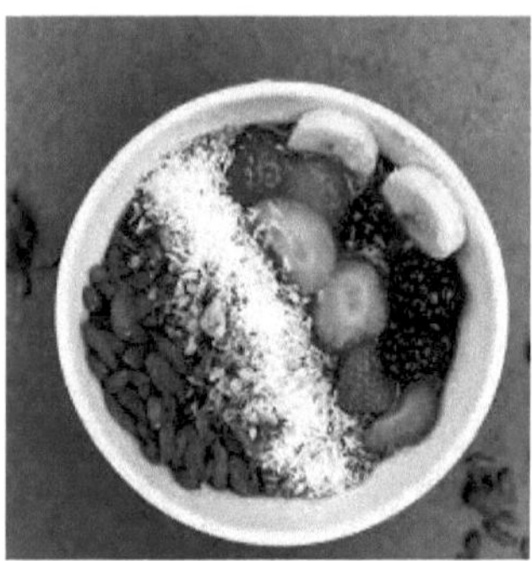

Les protéines jouent un rôle crucial dans un programme de perte de poids saine et durable. Elles offrent plusieurs avantages qui peuvent contribuer à la réussite de votre objectif de perte de poids. Voici comment les protéines sont importantes dans ce contexte :

1. Rassasiement : Les protéines sont connues pour leur capacité à induire un sentiment de satiété. Lorsque vous consommez des aliments riches en protéines, vous avez tendance à vous sentir rassasié plus longtemps, ce qui peut réduire les fringales et l'apport calorique global. Cela peut vous aider à contrôler votre appétit et à éviter de trop manger.

2. Thermogenèse Alimentaire : Le processus de digestion des protéines nécessite plus d'énergie que celui des glucides ou des lipides. Cela signifie que votre corps brûle plus de calories pour digérer et métaboliser les protéines, ce qui peut contribuer à augmenter votre dépense énergétique quotidienne.

3. Maintien de la masse musculaire : Lorsque vous suivez un régime pour perdre du poids, il est important de perdre principalement de la graisse tout en préservant la masse musculaire maigre. Les protéines jouent un rôle clé dans cette préservation musculaire, car elles fournissent les acides aminés nécessaires pour la réparation et la croissance musculaire.

4. Stabilisation de la glycémie : Les protéines peuvent aider à stabiliser la glycémie en ralentissant l'absorption des glucides dans le sang. Cela peut réduire les pics de glycémie et d'insuline, ce qui peut contribuer à la gestion des fringales et à la

prévention des variations de la glycémie qui peuvent conduire à des envies de sucre.

5. Brûlage de graisse : Les protéines peuvent favoriser la perte de graisse plutôt que de muscle, ce qui est essentiel pour atteindre un poids santé de manière durable.

6. Réparation et Récupération : Si vous êtes actif physiquement, les protéines sont essentielles pour la réparation et la récupération musculaire après l'exercice. Une récupération adéquate vous permettra de continuer à vous entraîner efficacement.

7. Alimentation Équilibrée : Les protéines sont un élément clé d'une alimentation équilibrée. En incluant suffisamment de protéines dans votre alimentation, vous êtes plus susceptible de respecter un régime alimentaire sain et de maintenir votre motivation.

8. Sources de Protéines : Choisissez des sources de protéines maigres et saines, comme les viandes maigres, le poisson, les œufs, les produits laitiers faibles en gras, les légumineuses, les noix et les graines.

Cependant, il est important de noter que l'excès de protéines peut entraîner une surcharge rénale et une prise de poids si les calories excédentaires sont stockées sous forme de graisse. Par conséquent, il est recommandé de maintenir un équilibre dans votre apport en protéines et de consulter un professionnel de la santé ou un nutritionniste pour obtenir des recommandations spécifiques à votre cas.

En résumé, les protéines sont un élément clé dans un programme de perte de poids saine et durable en contribuant au rassasiement, à la préservation de la masse musculaire, au brûlage de graisse et à la stabilisation de la glycémie. Les intégrer correctement dans votre alimentation peut vous aider à atteindre et à maintenir vos objectifs de perte de poids de manière efficace et durable.

Les glucides :

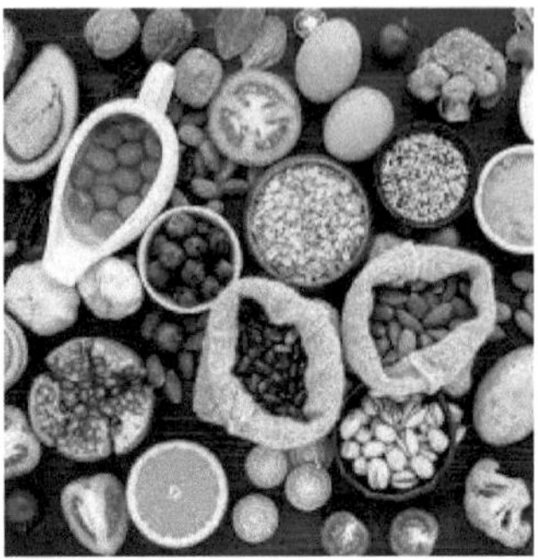

Les glucides jouent un rôle essentiel dans un programme de perte de poids saine et durable. Ils sont l'une des trois principales catégories de Macronutriments, aux côtés des protéines et des lipides. Les glucides fournissent de l'énergie à votre corps et sont une source importante de nutriments. Voici comment les glucides sont importants dans le contexte de la perte de poids :

1. Fourniture d'Énergie : Les glucides sont la principale source d'énergie pour votre corps. Lorsque vous consommez des glucides, ils sont décomposés en glucose, qui est utilisé comme carburant pour vos cellules et vos muscles. Une quantité suffisante de glucides dans votre alimentation vous permet de maintenir votre niveau d'énergie et de rester actif.

2. Équilibre Nutritionnel : Les glucides fournissent des vitamines, des minéraux, des fibres alimentaires et d'autres nutriments essentiels à votre alimentation. Les glucides provenant de sources saines, comme les légumes, les fruits, les céréales complètes et les légumineuses, contribuent à une alimentation équilibrée.

3. Contrôle de l'Appétit : Les glucides, en particulier ceux riches en fibres, tels que les légumes et les céréales complètes, peuvent contribuer au contrôle de l'appétit en induisant un sentiment de satiété. Cela peut vous aider à éviter les fringales et à réduire votre apport calorique total.

4. Régulation de la glycémie : Les glucides sont importants pour la régulation de la glycémie. Les glucides complexes à digestion lente, comme les céréales complètes, libèrent le glucose plus lentement dans le sang, ce qui peut aider à maintenir des niveaux de sucre dans le sang stables. Cela peut réduire les variations de la glycémie qui peuvent entraîner des envies de sucre.

5. Énergie pour l'exercice : Les glucides sont une source d'énergie essentielle pour les exercices physiques. Lorsque vous vous entraînez, votre corps puise dans ses réserves de glycogène, qui sont constituées de glucides stockés, pour alimenter vos muscles.

6. Gestion des Entraînements : Pour ceux qui s'entraînent régulièrement, les glucides sont importants pour la récupération musculaire. Un apport adéquat en glucides après l'exercice peut aider à réapprovisionner les réserves de glycogène et à favoriser la récupération.

7. Contrôle des portions : Il est important de contrôler les portions de glucides, en particulier les glucides raffinés et sucrés, pour éviter les excès de calories. Les aliments riches en glucides, comme les pâtes et le pain, peuvent être consommés avec modération dans le cadre d'un régime de perte de poids.

8. Choix de Sources de Glucides : Privilégiez les sources de glucides de qualité, comme les légumes, les fruits, les céréales complètes, les légumineuses et les grains entiers. Évitez les aliments riches en sucre ajouté et en glucides raffinés, tels que les sodas et les pâtisseries.

En résumé, les glucides sont importants dans un programme de perte de poids saine et durable car ils fournissent de l'énergie, des nutriments essentiels, contribuent au contrôle de l'appétit et sont nécessaires pour l'exercice. Il est essentiel de choisir des sources de glucides de qualité et de contrôler les portions pour optimiser les avantages des glucides tout en maintenant un apport calorique approprié. Une alimentation équilibrée, associée à une activité physique régulière, est essentielle pour atteindre et maintenir un poids santé de manière durable

Les Graisses :

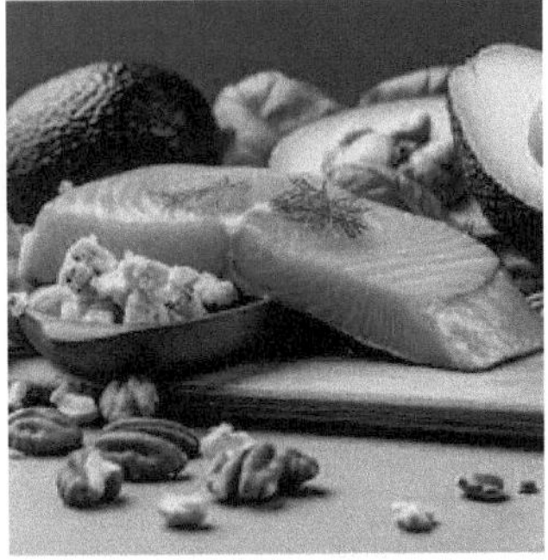

Les graisses saines jouent un rôle essentiel dans un programme de perte de poids saine et durable. Contrairement à la croyance populaire, toutes les graisses ne sont

pas néfastes pour la santé, et certaines graisses sont même bénéfiques. Voici pourquoi les graisses saines sont importantes dans le contexte de la perte de poids :

1. Fourniture d'Énergie : Les graisses sont une source d'énergie importante pour le corps. Elles sont stockées sous forme de réserves d'énergie et peuvent être utilisées lorsque l'apport en calories est insuffisant, ce qui en fait un carburant essentiel pour l'organisme.

2. Saturation : Les graisses saines, en particulier les graisses insaturées, ont tendance à induire un sentiment de satiété. Cela signifie que lorsque vous consommez des aliments riches en graisses saines, vous avez moins tendance à manger en excès, ce qui peut aider à contrôler l'appétit.

3. Absorption des nutriments : Certaines vitamines liposolubles (A, D, E et K) sont mieux absorbées en présence de graisses. Les graisses saines aident donc à maximiser l'absorption des nutriments essentiels.

4. Protection des organes : Les graisses jouent un rôle crucial dans la protection des organes vitaux. Elles forment une couche protectrice autour des reins et aident à isoler les nerfs.

5. Fonction cérébrale : Le cerveau est composé en grande partie de graisses, et une alimentation équilibrée en graisses est importante pour la santé mentale et cognitive.

6. Contrôle de l'Inflammation : Les graisses saines, en particulier les graisses oméga-3 (présentes dans le poisson gras, les noix et les graines de lin, par exemple), ont des propriétés anti-inflammatoires qui peuvent être bénéfiques pour la santé en général et pour la perte de poids.

7. Équilibre hormonal : Les graisses sont nécessaires à la production d'hormones importantes, notamment les hormones sexuelles et certaines hormones régulant la faim.

8. Digestion : Les graisses aident à ralentir la digestion, ce qui peut contribuer à maintenir des niveaux de sucre dans le sang stables et à réduire les fringales.

9. Choix de Graisses Saines : Pour bénéficier des avantages des graisses saines, choisissez des sources telles que l'huile d'olive, l'huile de noix de coco, les avocats, les noix, les graines, le poisson gras (comme le saumon et le maquereau) et les produits laitiers faibles en gras.

10. Contrôle des portions : Bien que les graisses saines soient bénéfiques, elles sont également caloriques. Il est important de contrôler les portions pour éviter de consommer trop de calories.

En résumé, les graisses saines sont importantes dans un programme de perte de poids saine et durable car elles fournissent de l'énergie, contribuent au contrôle de l'appétit, favorisent l'absorption des nutriments, protègent les organes et ont de nombreux autres avantages pour la santé. L'inclusion de graisses saines dans votre alimentation, associée à une alimentation équilibrée et à une activité physique régulière, peut vous aider à atteindre et à maintenir un poids santé de manière efficace et durable.

Les Fruits et Légumes :

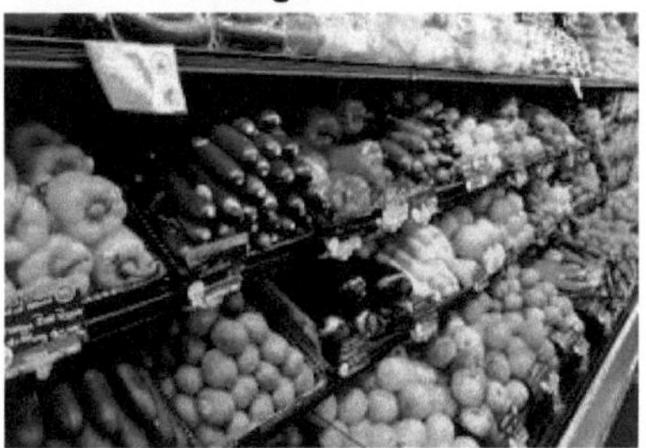

Les fruits et légumes jouent un rôle fondamental dans un programme de perte de poids saine et durable. Ils sont riches en nutriments essentiels, en fibres, en vitamines et en minéraux, ce qui en fait des composants clés d'une alimentation équilibrée. Voici pourquoi les fruits et légumes sont importants dans le contexte de la perte de poids :

1. Faible en Calories, Élevé en Nutriments : Les fruits et légumes sont naturellement faibles en calories tout en étant riches en nutriments essentiels. Cela signifie que vous pouvez manger des quantités généreuses de fruits et légumes tout en contrôlant votre apport calorique.

2. Fibres alimentaires : Les fruits et légumes sont une excellente source de fibres alimentaires, qui sont importantes pour le sentiment de satiété. Les fibres contribuent à vous sentir rassasié plus longtemps, ce qui peut aider à réduire l'apport calorique global.

3. Éléments antioxydants : De nombreux fruits et légumes sont riches en antioxydants, tels que les vitamines C et E, qui aident à lutter contre les radicaux libres et à réduire l'inflammation dans le corps. Cela peut contribuer à la perte de poids en favorisant une meilleure santé générale.

4. Hydratation : Les fruits, en particulier, ont une teneur élevée en eau, ce qui peut contribuer à l'hydratation. Une hydratation adéquate est importante pour maintenir le métabolisme et la régulation de l'appétit.

5. Densité Nutritionnelle : Les fruits et légumes sont des aliments à haute densité nutritionnelle, ce qui signifie qu'ils fournissent de nombreux nutriments essentiels par rapport à leur apport calorique. Cela permet de satisfaire vos besoins nutritionnels tout en limitant les calories.

6. Snacks sains : Les fruits et légumes peuvent être d'excellents choix pour les collations saines. Ils sont faciles à emporter, peu caloriques et rassasiants.

7. Variété : Les fruits et légumes offrent une grande variété de saveurs, de textures et de couleurs, ce qui peut rendre votre alimentation plus intéressante et satisfaisante.

8. Alimentation Équilibrée : Intégrer une variété de fruits et légumes dans votre alimentation vous permet d'obtenir une large gamme de nutriments essentiels, ce qui est important pour une alimentation équilibrée.

9. Réduction de la Consommation de Calories Vides : En optant pour des fruits et légumes, vous réduisez naturellement votre consommation d'aliments riches en calories vides, tels que les boissons sucrées et les collations transformées.

10. Soutien à la digestion : Les fibres alimentaires présentes dans les fruits et légumes peuvent soutenir une digestion saine, ce qui est essentiel pour l'absorption des nutriments et la régulation de l'appétit.

Pour profiter des avantages des fruits et légumes dans un programme de perte de poids, essayez d'inclure une variété de couleurs et de types dans votre alimentation. Optez pour des portions généreuses de légumes à feuilles vertes, de légumes crucifères, de fruits riches en fibres et de légumineuses. Évitez les ajouts excessifs de graisses et de sucres pour maintenir un apport calorique contrôlé.

En résumé, les fruits et légumes sont essentiels pour une perte de poids saine et durable en raison de leur faible teneur en calories, de leur richesse en nutriments et de leur capacité à favoriser la satiété. Les intégrer régulièrement dans votre alimentation contribuera à une meilleure santé générale tout en vous aidant à atteindre et à maintenir un poids santé de manière efficace et durable.

Produits laitiers ou Alternatives :

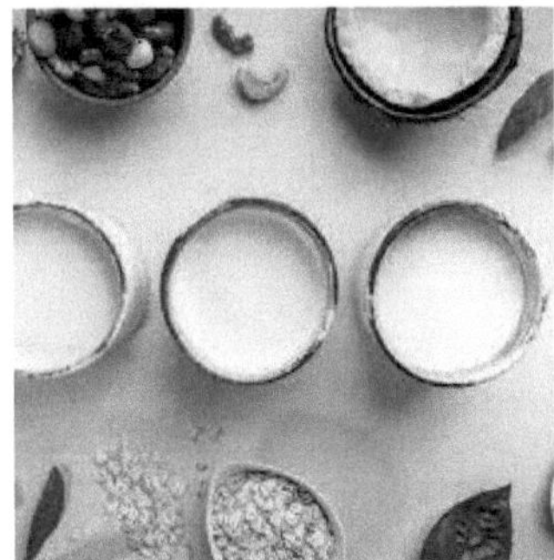

Le choix entre les produits laitiers et les alternatives non laitières dépend de plusieurs facteurs, notamment les préférences alimentaires, les allergies ou intolérances alimentaires, les objectifs de perte de poids et les besoins nutritionnels individuels. Voici quelques considérations pour vous aider à prendre une décision informée dans le cadre d'un programme de perte de poids saine et durable :

Produits Laitiers :

Apport en Calcium : Les produits laitiers, tels que le lait, le yogourt et le fromage, sont d'excellentes sources de calcium, ce qui est essentiel pour la santé des os et des dents. Si vous consommez des produits laitiers, assurez-vous de choisir des options faibles en gras ou écrémées pour réduire la teneur en calories.

Protéines : Les produits laitiers sont également une source de protéines de haute qualité. Les protéines aident à maintenir la masse musculaire maigre pendant la perte de poids, ce qui est important pour le métabolisme.

Probiotiques : Certains produits laitiers, comme le yogourt, contiennent des probiotiques bénéfiques pour la santé digestive.

Alternatives Non Laitières :

Lait Végétal : Les laits végétaux, tels que le lait d'amande, de soja ou d'avoine, sont des alternatives populaires aux produits laitiers. Ils sont souvent moins caloriques que le lait de vache et peuvent être une option si vous êtes intolérant au lactose ou si vous suivez un régime végétalien.

Calcium Fortifié : Si vous optez pour des alternatives non laitières, assurez-vous de choisir des options fortifiées en calcium pour répondre à vos besoins en calcium.

Protéines Végétales : Les alternatives non laitières, comme le lait d'amande non sucré ou le yaourt au soja, peuvent fournir des protéines végétales, bien que leur teneur en protéines puisse être plus faible que celle des produits laitiers.

Contrôle des calories : Certaines alternatives non laitières, comme le lait d'amande non sucré, sont naturellement faibles en calories, ce qui peut être utile si vous surveillez votre apport calorique lors de la perte de poids.

En fin de compte, le choix entre les produits laitiers et les alternatives non laitières dépend de vos préférences et de vos besoins nutritionnels. Si vous consommez des produits laitiers, optez de préférence pour des options faibles en gras. Si vous préférez les alternatives non laitières, assurez-vous de choisir des produits qui sont enrichis en nutriments essentiels, comme le calcium et la vitamine D.

Il est également important de maintenir un équilibre dans votre alimentation et de veiller à ce que votre apport en calories corresponde à vos besoins. La perte de poids saine et durable dépend généralement de la création d'un déficit calorique tout en fournissant à votre corps les nutriments dont il a besoin pour rester en bonne santé. Si vous avez des préoccupations spécifiques concernant votre alimentation, il est recommandé de consulter un professionnel de la santé ou un nutritionniste pour des conseils personnalisés.

Collations Saines : Avantages et Exemples

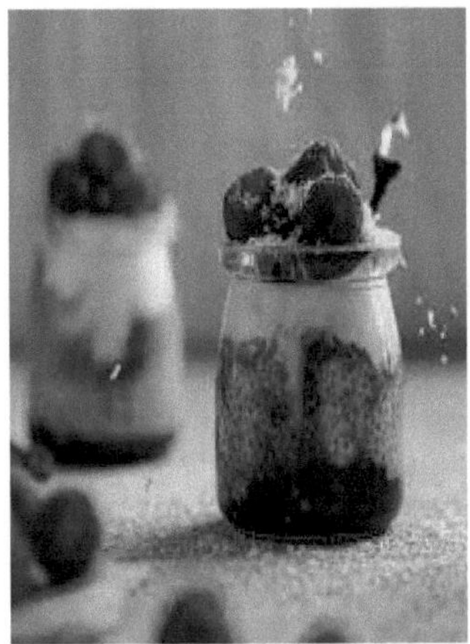

Les collations jouent un rôle essentiel dans notre alimentation quotidienne, en fournissant de l'énergie entre les repas principaux et en aidant à maintenir la glycémie stable. Cependant, toutes les collations ne se valent pas. Dans cette discussion, nous explorerons les avantages de choisir des collations saines et nous fournirons une variété d'exemples de collations nutritives pour vous aider à faire des choix éclairés.

Avantages des Collations Saines :

Fourniture d'Énergie : Les collations saines peuvent vous donner un regain d'énergie lorsque vous en avez besoin, ce qui est particulièrement utile entre les repas principaux ou avant une séance d'entraînement.

Maintien de la Glycémie : Les collations équilibrées contenant des protéines, des glucides complexes et des graisses saines peuvent aider à stabiliser la glycémie, ce qui est essentiel pour éviter les pics et les chutes d'énergie.

Satisfaction de la Faim : Les collations nutritives peuvent vous aider à éviter de trop manger lors des repas principaux en apaisant la faim.

Fourniture de nutriments : Les collations saines peuvent être une source précieuse de nutriments essentiels, notamment des vitamines, des minéraux et des fibres.

Soutien aux Objectifs de Perte de Poids : Des collations bien choisies peuvent aider à contrôler la faim et à éviter les fringales, ce qui peut être bénéfique dans le cadre d'un programme de perte de poids

Exemples de Collations Saines :

Yaourt Grec avec des Baies Fraîches : Le yaourt grec est riche en protéines, tandis que les baies fournissent des antioxydants et des fibres.

Humus et Légumes Croquants : L'humus est une excellente source de protéines végétales, et les légumes comme les carottes et les concombres ajoutent du croquant et des vitamines.

Amandes Naturelles : Les amandes sont riches en graisses saines, en fibres et en protéines. Une petite portion peut être très satisfaisante.

Pomme avec du beurre d'Amande : Cette collation offre un équilibre entre les glucides de la pomme et les graisses saines du beurre d'amande.

Œufs durs : Les œufs durs sont une excellente source de protéines et peuvent être préparés à l'avance pour une collation facile.

Smoothie Vert : Mélangez du chou frisé, des épinards, une banane et du lait d'amande pour un smoothie riche en vitamines et en fibres.

Morceaux de poulet grillé : Une portion de poulet grillé est une excellente source de protéines maigres.

Cottage Cheese avec des ananas : Le fromage cottage est riche en protéines, tandis que l'ananas ajoute une touche sucrée.

Popcorn Non Sucré et Non Salé : Le popcorn peut être une collation légère et croquante lorsqu'il est préparé sans ajout de sucre ou de sel excessif.

Barres aux noix et aux fruits séchés : Cherchez des barres énergétiques faites avec des ingrédients naturels, sans sucres ajoutés.

Légumes grillés avec de l'Houmous : Les légumes grillés, comme les poivrons et les courgettes, sont délicieux trempés dans de l'humus.

Morceaux de Saumon Cuit : Le saumon est une source de protéines saines et d'acides gras oméga-3.

Flocons d'Avoine avec des fruits : Les flocons d'avoine cuits avec des fruits offrent des glucides complexes et des fibres.

Smoothie à la Protéine : Mélangez de la protéine en poudre, des épinards, une banane et du lait d'amande pour un smoothie riche en protéines.

Quinoa avec des Légumes : Le quinoa est une source de glucides complexes et de protéines, et il peut être mélangé à des légumes pour une collation équilibrée.

En choisissant des collations saines comme celles-ci, vous pouvez satisfaire votre faim, maintenir un niveau d'énergie stable et contribuer à votre santé globale. Lorsque vous avez besoin d'une collation, pensez à combiner des protéines, des glucides complexes et des graisses saines pour obtenir le maximum de bienfaits.

La Gestion des Portions : Avantages et Exemples

La gestion des portions est un élément essentiel d'une alimentation saine et de la gestion du poids. En contrôlant les quantités que vous consommez, vous pouvez maintenir un apport calorique approprié tout en satisfaisant vos besoins nutritionnels. Dans cette discussion, nous examinerons les avantages de la gestion des portions et fournirons des exemples pratiques pour vous aider à maîtriser cette compétence importante.

Avantages de la Gestion des Portions :

Contrôle Calorique : En surveillant les portions, vous pouvez mieux contrôler votre apport calorique, ce qui peut être essentiel pour la perte de poids ou le maintien d'un poids santé.

Évitement du surpoids : Des portions excessives peuvent contribuer à la prise de poids. La gestion des portions peut vous aider à éviter de consommer plus de calories que nécessaire.

Satisfaction : Manger des portions appropriées vous permet de ressentir la satisfaction d'un repas sans vous sentir trop plein ni léthargique.

Prévention de la Surconsommation : Des portions excessives peuvent entraîner une surconsommation de nutriments tels que les graisses saturées, le sucre et le sodium, ce qui peut être préjudiciable à la santé.

Économie : La gestion des portions peut également aider à économiser de l'argent en évitant le gaspillage alimentaire.

Exemples de Gestion des Portions :

Les Portions de Viande : Une portion de viande maigre, comme le poulet ou le poisson, devrait être d'environ la taille de la paume de votre main.

Les Portions de Légumes : Les légumes non féculents, tels que les brocolis ou les carottes, devraient remplir environ la moitié de votre assiette.

Les Portions de Fruits : Une portion de fruit, comme une pomme ou une banane, est généralement de la taille d'une balle de tennis.

Les Portions de Céréales : Une portion de céréales, comme le riz ou les pâtes, devrait être d'environ la taille d'un demi-poing.

Les Portions de Produits Laitiers : Une portion de produits laitiers, comme le yaourt ou le fromage, est généralement d'environ 1 à 2 tasses, en fonction du type.

Les Portions de Noix : Une portion de noix est d'environ 1/4 de tasse, soit environ une poignée.

Les Portions de Gras : Une portion de graisse saine, comme l'huile d'olive, est d'environ une cuillère à soupe.

Les Portions de Protéines Végétales : Les légumineuses, comme les pois chiches ou les lentilles, sont généralement d'environ 1/2 tasse.

Les Portions de Produits céréaliers : Les produits céréaliers tels que le pain ou les biscuits devraient être d'environ la taille d'une carte de crédit.

Les Portions de Desserts : Pour les desserts occasionnels, comme le gâteau ou la glace, une portion raisonnable est d'environ la taille de votre pouce.

Les Portions de Fromage : Une portion de fromage est d'environ la taille de deux dés.

Les Portions de Jus de Fruits : Limitez le jus de fruits à environ 1/2 à 3/4 de tasse par jour.

Les Portions de Légumineuses : Les légumineuses, telles que les haricots noirs ou les pois chiches, sont généralement d'environ 1/2 à 3/4 de tasse.

Les Portions de Glucides : Pour les aliments riches en glucides comme les pommes de terre ou le maïs, une portion est d'environ 1/2 tasse.

Les Portions de Chips et de Snacks : Pour les collations, limitez la portion à la taille d'un petit bol.

Apprendre à gérer les portions est une compétence précieuse pour maintenir une alimentation équilibrée et contrôler les calories. L'utilisation de repères visuels et de mesures simples peut vous aider à estimer correctement les portions, ce qui favorise une alimentation saine et une gestion efficace du poids.

Chapitre 4 : L'Importance de l'Exercice et de l'Activité Physique

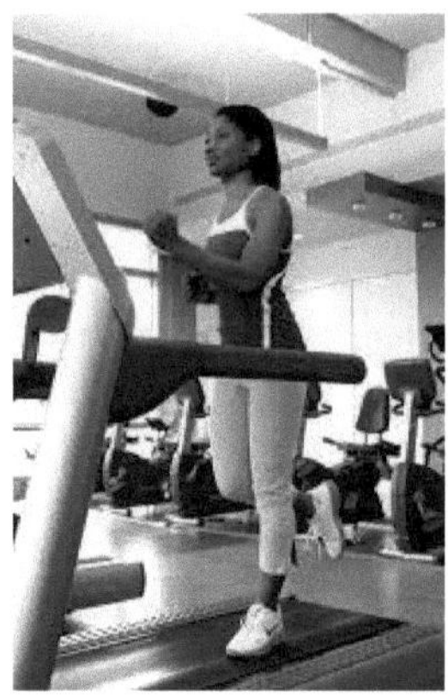

L'exercice et l'activité physique jouent un rôle essentiel dans la promotion de la santé et du bien-être. Leur impact positif sur le corps et l'esprit va bien au-delà de la simple perte de poids. Dans cette discussion, nous allons examiner l'importance de l'exercice et de l'activité physique, ainsi que fournir des exemples concrets pour vous aider à intégrer ces pratiques dans votre vie quotidienne.

Avantages de l'Exercice et de l'Activité Physique :

Contrôle du Poids : L'exercice régulier aide à brûler des calories, ce qui peut contribuer au contrôle du poids en maintenant un équilibre entre les calories consommées et celles dépensées.

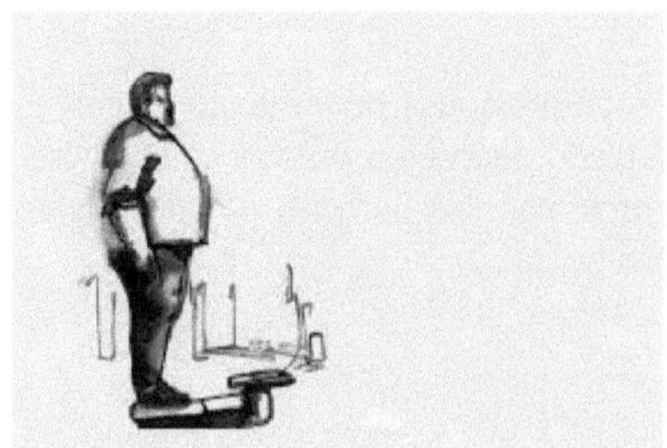

Renforcement musculaire : Les exercices de résistance, tels que la musculation, renforcent les muscles, améliorant ainsi la force et la posture.

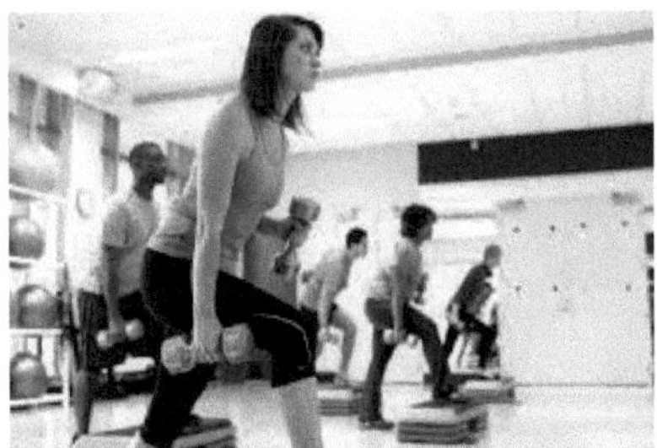

Amélioration de la condition cardiovasculaire : L'activité physique régulière renforce le cœur et les poumons, ce qui favorise une meilleure circulation sanguine et une santé cardiovasculaire optimale.

Stimulation du Métabolisme : L'exercice peut augmenter le métabolisme, ce qui signifie que vous brûlez plus de calories même au repos.

Réduction du risque de Maladies Chroniques : L'activité physique réduit le risque de nombreuses affections, notamment les maladies cardiaques, le diabète de type 2 et certaines formes de cancer.

Renforcement du Système Immunitaire : L'exercice régulier peut renforcer le système immunitaire, ce qui peut aider à prévenir les infections.

Soutien à la Santé Mentale : L'activité physique libère des endorphines, ce qui peut améliorer l'humeur, réduire le stress et combattre la dépression.

Amélioration de la Qualité du Sommeil : L'exercice régulier est lié à un sommeil de meilleure qualité.

Augmentation de l'Énergie : L'activité physique régulière peut augmenter votre niveau d'énergie au quotidien.

Exemples d'Exercice et d'Activité Physique :

Marche Rapide

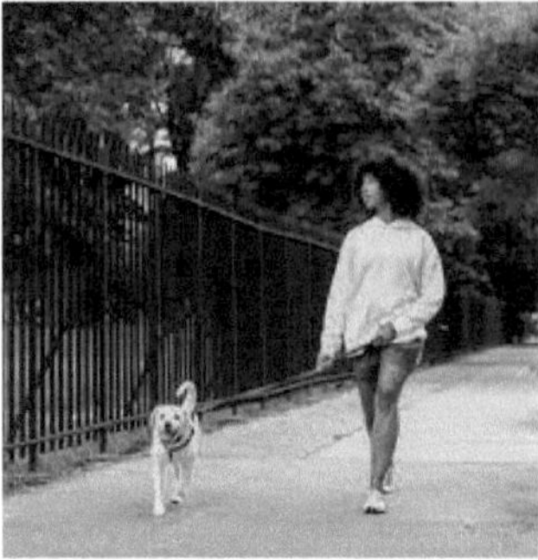

La marche rapide est une forme d'exercice physique qui combine la simplicité de la marche avec un rythme plus rapide pour créer une activité cardiovasculaire efficace. C'est une option populaire pour ceux qui cherchent à améliorer leur condition physique, à brûler des calories et à favoriser la santé cardiovasculaire. Voici quelques points clés sur la marche rapide :

Rythme accéléré : La marche rapide implique de marcher à un rythme plus soutenu que la marche normale. Vous devez vous déplacer rapidement, mais pas au point de courir.

Exercice cardiovasculaire : La marche rapide est une forme d'exercice cardiovasculaire qui augmente votre fréquence cardiaque, améliore la circulation sanguine et renforce le système cardiorespiratoire.

Brûlage de Calories : La marche rapide peut aider à brûler des calories, ce qui en fait une option pour ceux qui cherchent à perdre du poids ou à maintenir un poids corporel sain.

Faible Impact : Contrairement à certaines activités plus intenses comme la course à pied, la marche rapide est à faible impact, ce qui signifie qu'elle est plus douce pour les articulations et les muscles.

Accessible : La marche rapide ne nécessite pas d'équipement spécialisé, à l'exception de chaussures de marche confortables. Vous pouvez la pratiquer presque n'importe où, que ce soit à l'extérieur ou sur un tapis roulant.

Santé cardiovasculaire : Elle peut aider à réduire le risque de maladies cardiovasculaires en renforçant le cœur et en améliorant la circulation sanguine.

Perte de Poids : Si elle est combinée à une alimentation équilibrée, la marche rapide peut contribuer à la perte de poids en augmentant le nombre de calories brûlées.

Durée et intensité : La durée et l'intensité de la marche rapide dépendent de votre niveau de condition physique. Vous pouvez commencer par des sessions de 20 à 30 minutes et augmenter progressivement la durée et le rythme.

Technique de marche : La marche rapide implique généralement de balancer les bras de manière coordonnée avec les jambes pour augmenter la vitesse.

Réchauffement et refroidissement : Avant et après la marche rapide, il est important de faire des exercices d'échauffement et de refroidissement pour éviter les blessures.

Fréquence : Pour obtenir des bienfaits pour la santé, il est recommandé de marcher rapidement au moins 150 minutes par semaine, réparties sur plusieurs jours.

Suivi : Vous pouvez utiliser des applications de suivi de la condition physique pour surveiller votre distance parcourue, votre rythme cardiaque et vos progrès.

La marche rapide est une excellente option pour les personnes de tous âges et niveaux de forme physique. Elle peut être pratiquée en solo ou en groupe, ce qui en fait une activité sociale agréable. Avant de commencer un programme de marche rapide intense, il est recommandé de consulter un professionnel de la santé, surtout si vous avez des préoccupations médicales sous-jacentes.

Course à Pied

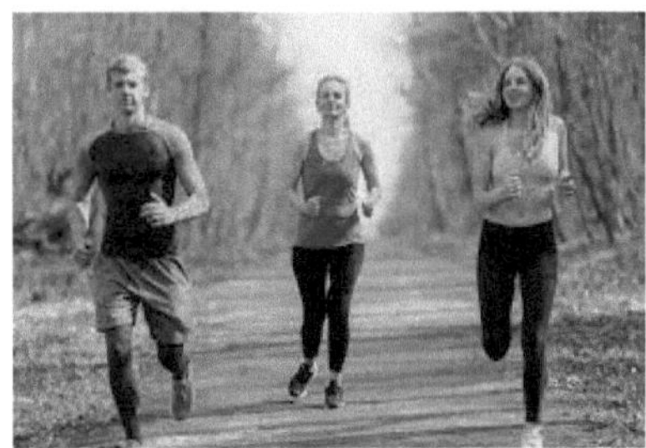

La course à pied est l'une des formes d'exercice les plus populaires et accessibles. Elle implique de courir à une vitesse plus rapide que la marche, en utilisant principalement la force des jambes pour avancer. La course à pied offre de nombreux avantages pour la santé et peut être pratiquée par des personnes de tous âges et niveaux de forme physique. Voici quelques points clés sur la course à pied :

Cardio-Training : La course à pied est un excellent exercice cardiovasculaire qui augmente la fréquence cardiaque, renforce le cœur et améliore la circulation sanguine.

Brûlage de Calories : Elle est efficace pour brûler des calories, ce qui en fait une option pour la perte de poids ou le maintien d'un poids corporel sain.

Renforcement musculaires : Courir sollicite les muscles des jambes, des fessiers, du tronc et même des bras, contribuant ainsi au renforcement musculaire global.

Amélioration de la santé cardiaque : La course à pied peut réduire le risque de maladies cardiovasculaires, abaisser la tension artérielle et améliorer le profil lipidique.

Stress et Bien-Être : Elle libère des endorphines, des hormones du bien-être, qui peuvent réduire le stress, améliorer l'humeur et aider à gérer la dépression et l'anxiété.

Faible Impact : Bien que la course à pied soit à fort impact, elle est généralement à faible impact par rapport à des activités comme la course sur un terrain souple.

Accessibilité : Elle peut être pratiquée presque partout, que ce soit en extérieur, sur des pistes ou sur un tapis roulant. Tout ce dont vous avez besoin est une paire de chaussures de course appropriées.

Progression : Vous pouvez progresser à votre rythme en augmentant graduellement la distance ou la vitesse de course.

Événements et Communauté : La course à pied offre la possibilité de participer à des événements tels que des courses locales ou des marathons. Il existe également une communauté de coureurs qui partagent des conseils et des motivations.

Réchauffement et refroidissement : Avant et après la course, il est important de faire des exercices d'échauffement et de refroidissement pour prévenir les blessures.

Suivi : De nombreuses applications de suivi de la course à pied sont disponibles pour mesurer la distance, le rythme, les calories brûlées et les progrès.

Conseils pour les Débutants : Si vous êtes nouveau dans la course à pied, commencez par de courtes distances et augmentez progressivement l'intensité pour éviter les blessures.

La course à pied peut être une activité individuelle ou sociale, et elle offre de nombreux avantages pour la santé physique et mentale. Cependant, il est important de s'assurer que votre technique de course est correcte pour éviter les blessures. Il est également recommandé de consulter un professionnel de la santé ou un entraîneur personnel avant de commencer un programme de course à pied, surtout si vous avez des préoccupations médicales sous-jacentes.

Cyclisme :

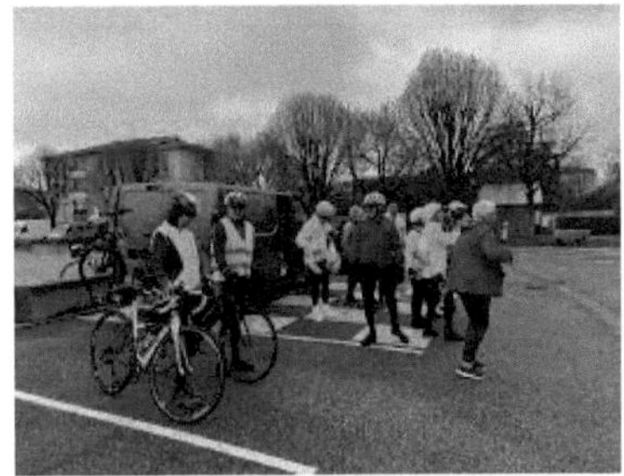

Le cyclisme peut être un excellent moyen de soutenir une perte de poids saine et durable, à condition qu'il soit combiné à une alimentation équilibrée et à un programme d'exercice cohérent. Voici comment le cyclisme peut contribuer à une perte de poids réussie de manière saine et durable :

Brûlage de Calories : Le cyclisme est une activité cardiovasculaire efficace qui peut brûler un nombre considérable de calories. Plus vous pédalez intensément et longtemps, plus vous brûlez de calories.

Augmentation du métabolisme : Les séances d'entraînement de cyclisme régulières peuvent augmenter votre métabolisme de base, ce qui signifie que vous brûlerez plus de calories même au repos.

Exercice régulier : Le cyclisme régulier peut vous aider à maintenir un mode de vie actif, ce qui est essentiel pour la perte de poids et la santé générale.

Faible Impact : Le cyclisme est à faible impact, ce qui signifie qu'il est plus doux pour les articulations que certaines autres formes d'exercice, comme la course à pied.

Variété : Le cyclisme offre une variété d'options, des promenades tranquilles aux entraînements intensifs, ce qui vous permet d'ajuster l'intensité en fonction de vos besoins.

Stress Réduit : Le cyclisme en plein air peut réduire le stress, ce qui peut aider à éviter les comportements alimentaires émotionnels.

Résistance Musculaire : Pédaler renforce les muscles des jambes, des fessiers et du bas du dos, ce qui peut améliorer votre forme physique globale.

Équilibre Énergétique : La combinaison d'une alimentation équilibrée et de l'exercice, comme le cyclisme, vous aide à maintenir un équilibre énergétique, où les calories brûlées équivalent aux calories consommées.

Gestion de l'Appétit : L'exercice régulier peut aider à réguler l'appétit, ce qui peut vous encourager à faire des choix alimentaires plus sains.

Pour utiliser le cyclisme comme un outil efficace pour la perte de poids saine et durable, voici quelques conseils :

Fixez des Objectifs Réalistes : Définissez des objectifs de perte de poids réalistes et mesurables. Consultez un professionnel de la santé pour obtenir des conseils sur la quantité de poids que vous devriez perdre.

Planifiez vos Séances d'Entraînement : Établissez un plan d'entraînement régulier qui inclut des séances de cyclisme. Augmentez progressivement la durée et l'intensité de vos sorties.

Alimentation Équilibrée : Assurez-vous de maintenir une alimentation équilibrée, riche en fruits, légumes, protéines maigres et grains entiers. Évitez les excès de sucre et de graisses saturées.

Hydratation : Buvez suffisamment d'eau avant, pendant et après vos sorties à vélo pour rester hydraté.

Suivi : Gardez un journal de vos activités physiques et de votre alimentation pour suivre vos progrès.

Récupération : Assurez-vous de bien récupérer après des sorties intensives en veillant à avoir un sommeil de qualité et en pratiquant des étirements.

Consultez un Professionnel de la Santé : Si vous avez des préoccupations médicales spécifiques ou si vous envisagez un programme de perte de poids important, consultez un professionnel de la santé pour obtenir des conseils adaptés à votre situation.

La perte de poids saine et durable nécessite de la patience et de la cohérence. Le cyclisme peut être un atout précieux dans votre parcours de perte de poids, mais il est important de le combiner avec d'autres éléments clés tels qu'une alimentation équilibrée et une gestion du stress pour obtenir les meilleurs résultats.

Natation :

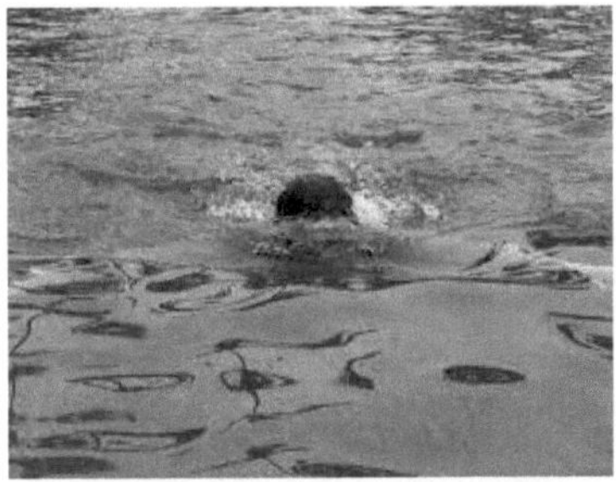

La natation est un excellent moyen de soutenir une perte de poids saine et durable. Elle offre de nombreux avantages pour la santé physique et mentale tout en brûlant des calories. Voici comment vous pouvez utiliser la natation comme outil efficace pour perdre du poids de manière saine et durable :

Brûlage de Calories : La natation est une activité physique qui sollicite de nombreux muscles du corps, ce qui en fait une excellente option pour brûler des calories. Plus vous nagez intensément et longtemps, plus vous brûlez de calories.

Exercice cardiovasculaire : La natation est un excellent exercice cardiovasculaire qui stimule le cœur et améliore la circulation sanguine.

Faible Impact : La natation est à faible impact, ce qui signifie qu'elle est douce pour les articulations, ce qui est idéal pour ceux qui ont des problèmes de genoux, de hanches ou d'autres articulations.

Résistance Musculaire : Nager sollicite de nombreux groupes musculaires, ce qui peut contribuer à un renforcement musculaire global.

Amélioration de la flexibilité et de la posture : La natation favorise la flexibilité des muscles et peut améliorer la posture en renforçant les muscles du dos.

Stress Réduit : La natation en piscine ou en eau libre peut être une activité relaxante qui contribue à réduire le stress et l'anxiété.

Variété : La natation offre une variété d'exercices, des longueurs de piscine à la nage libre en eau ouverte, ce qui permet de maintenir l'intérêt et de varier les séances d'entraînement.

Adaptabilité : La natation peut convenir à des personnes de tous âges et niveaux de condition physique. Vous pouvez ajuster l'intensité et la durée de votre entraînement en fonction de vos besoins.

Pour utiliser la natation comme un outil efficace pour perdre du poids de manière saine et durable, voici quelques conseils :

Fixez des Objectifs Réalistes : Définissez des objectifs de perte de poids réalistes et mesurables. Consultez un professionnel de la santé pour obtenir des conseils sur la quantité de poids que vous devriez perdre.

Planifiez vos séances d'entraînement : Établissez un plan d'entraînement régulier qui inclut des séances de natation. Augmentez progressivement la durée et l'intensité de vos séances.

Alimentation Équilibrée : Assurez-vous de maintenir une alimentation équilibrée, riche en fruits, légumes, protéines maigres et grains entiers. Évitez les excès de sucre et de graisses saturées.

Hydratation : Buvez suffisamment d'eau avant, pendant et après vos séances de natation pour rester hydraté.

Suivi : Gardez un journal de vos activités physiques et de votre alimentation pour suivre vos progrès.

Récupération : Assurez-vous de bien récupérer après des séances de natation intenses en veillant à avoir un sommeil de qualité et en pratiquant des étirements.

Consultez un Professionnel de la Santé : Si vous avez des préoccupations médicales spécifiques ou si vous envisagez un programme de perte de poids important, consultez un professionnel de la santé pour obtenir des conseils adaptés à votre situation.

La natation peut être un excellent complément à votre programme de perte de poids, en particulier si vous appréciez l'eau et les activités aquatiques. Cependant, il est important de combiner la natation avec une alimentation équilibrée et une gestion du stress pour obtenir les meilleurs résultats en matière de perte de poids durable.

Musculation :

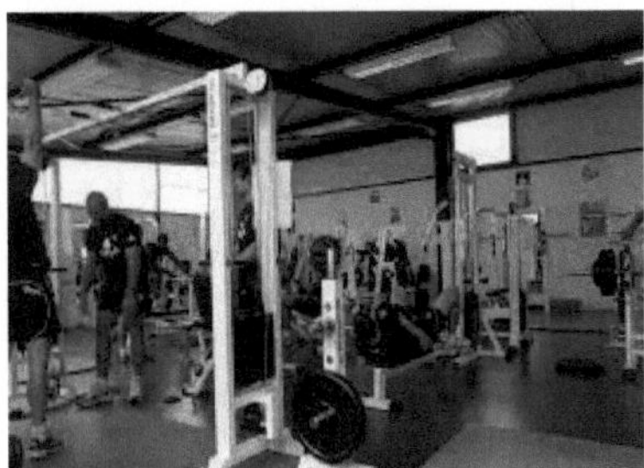

La musculation peut jouer un rôle important dans un programme de perte de poids saine et durable. Bien que la plupart des gens associent souvent la musculation à la prise de masse musculaire, elle peut également être efficace pour brûler des calories, augmenter le métabolisme et favoriser la perte de poids. Voici comment intégrer la musculation dans un programme de perte de poids de manière saine et durable :

Avantages de la Musculation pour la Perte de Poids :

Augmentation du métabolisme : La musculation régulière peut augmenter votre métabolisme de base, ce qui signifie que vous brûlerez plus de calories même au repos. Les muscles nécessitent plus d'énergie que la graisse pour fonctionner, ce qui contribue à la dépense calorique totale.

Brûlage de Calories : Les séances de musculation intensives peuvent brûler un nombre significatif de calories pendant l'entraînement. Plus l'intensité de l'entraînement est élevée, plus vous brûlerez de calories.

Répartition de la graisse : La musculation peut contribuer à la réduction de la masse grasse tout en préservant la masse musculaire, ce qui est essentiel pour une perte de poids saine.

Renforcement musculaire : La musculation renforce et tonifie les muscles, ce qui peut améliorer l'apparence corporelle et la force.

Gestion de l'Appétit : L'entraînement en force peut aider à réguler l'appétit, ce qui peut réduire la tendance à manger en excès.

Amélioration de la composition corporelle : Même si vous ne perdez pas de poids sur la balance, la musculation peut vous aider à transformer votre composition corporelle en réduisant la graisse corporelle et en augmentant la masse musculaire.

Comment Intégrer la Musculation dans un Programme de Perte de Poids :

Planification : Établissez un plan d'entraînement de musculation qui inclut des exercices pour tout le corps. Il est recommandé de s'entraîner au moins 2 à 3 fois par semaine.

Intensité : Optez pour des poids ou des résistances qui sont suffisamment lourds pour que vous atteignez la fatigue musculaire à la fin de chaque série.

Variété : Variez vos exercices pour cibler différents groupes musculaires et pour maintenir l'intérêt. Incluez des exercices composés tels que les squats, les développés couchés et les tractions.

Alimentation Équilibrée : Assurez-vous de maintenir une alimentation équilibrée qui fournit à votre corps les nutriments nécessaires pour l'effort et la récupération. Contrôlez les portions et évitez les excès.

Hydratation : Buvez suffisamment d'eau pour rester hydraté tout au long de votre entraînement.

Récupération : Accordez une attention particulière à la récupération en incluant des étirements et en permettant à vos muscles de se reposer entre les séances.

Suivi : Tenez un journal de vos séances d'entraînement, de votre alimentation et de vos progrès pour rester motivé.

Consultez un professionnel : Si vous êtes novice en musculation, envisagez de consulter un entraîneur personnel ou un professionnel de la santé pour vous guider dans votre programme.

La musculation peut être un élément précieux d'un programme de perte de poids saine et durable. Elle permet de préserver la masse musculaire, d'augmenter le métabolisme et de brûler des calories. Cependant, il est important de la combiner avec une alimentation équilibrée et une gestion du stress pour obtenir les meilleurs résultats.

Pilates:

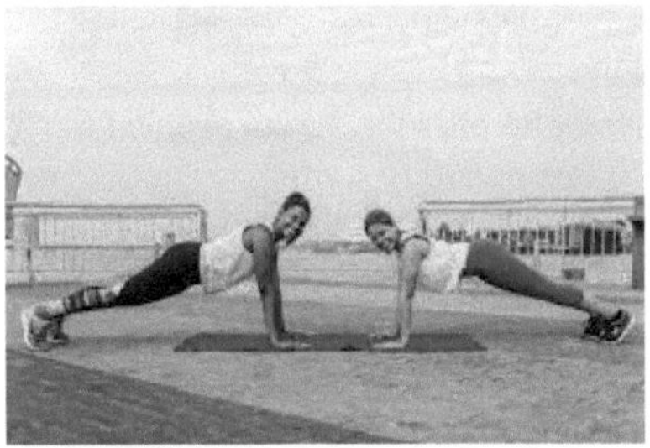

Le Pilates est un système d'exercices physiques développé au début du 20e siècle par Joseph Pilates, un Allemand qui a immigré aux États-Unis. Cette méthode d'entraînement met l'accent sur le renforcement des muscles profonds du corps, l'amélioration de la posture, la flexibilité, la coordination, et la concentration mentale. Les exercices de Pilates se pratiquent généralement au sol ou sur des équipements spécifiques, tels que le Réformer ou le Cadillac.

Voici quelques points clés concernant le Pilates :

Renforcement musculaire : Le Pilates vise à renforcer les muscles profonds du tronc, y compris les muscles abdominaux, le dos, les fessiers et les muscles stabilisateurs. Cela contribue à améliorer la stabilité et la force globale du corps.

Amélioration de la Posture : En renforçant les muscles qui soutiennent la colonne vertébrale, le Pilates peut aider à corriger les déséquilibres musculaires et à améliorer la posture.

Flexibilité : Les exercices de Pilates incluent souvent des étirements, ce qui contribue à améliorer la flexibilité musculaire et articulaire.

Respiration : Une respiration contrôlée est essentielle dans la pratique du Pilates. Elle favorise la concentration, la relaxation et la coordination des mouvements.

Contrôle et Concentration : Le Pilates encourage une concentration mentale intense sur l'exécution précise de chaque mouvement. Cela renforce la connexion entre le corps et l'esprit.

Faible Impact : Le Pilates est généralement à faible impact, ce qui signifie qu'il est doux pour les articulations et convient à un large éventail de personnes, y compris celles en convalescence ou ayant des problèmes de mobilité.

Adaptabilité : Les exercices de Pilates peuvent être adaptés à différents niveaux de fitness, du débutant à l'avancé, et à des objectifs spécifiques, qu'il s'agisse de la rééducation, du renforcement musculaire ou de la relaxation.

Variété d'Équipements : Bien que le Pilates puisse être pratiqué au sol avec un tapis, il existe également des équipements spécifiques tels que le Reformer, le Cadillac et le Barrel, qui permettent de diversifier les exercices.

Bienfaits pour la Santé : Les avantages du Pilates comprennent une meilleure posture, une réduction des douleurs dorsales, une amélioration de la force centrale, une meilleure coordination, une plus grande conscience corporelle et une réduction du stress.
Pratique régulière : Pour obtenir des résultats optimaux, la pratique régulière du Pilates est recommandée. Les séances durent généralement de 30 minutes à une heure.

Le Pilates est utilisé à des fins diverses, de la rééducation physique à la préparation athlétique en passant par la relaxation et la gestion du stress. De nombreux studios de fitness, centres de rééducation et instructeurs offrent des cours de Pilates adaptés à divers besoins et niveaux de forme physique. C'est une méthode d'exercice polyvalente qui peut être bénéfique pour quiconque souhaite améliorer sa santé physique et sa qualité de vie.

Danse :

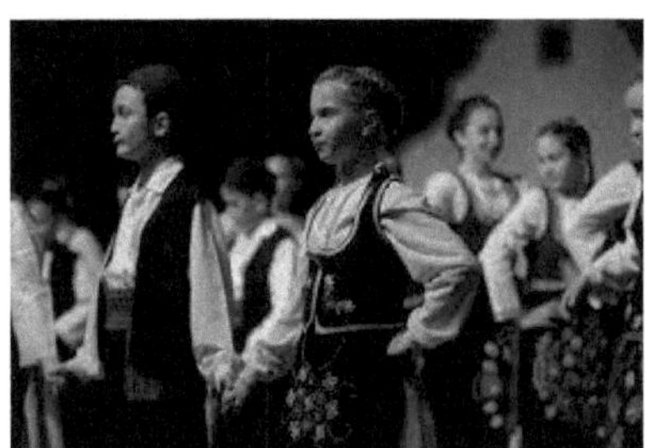

La danse peut être un moyen amusant et efficace de soutenir une perte de poids saine et durable. Elle combine l'exercice cardiovasculaire avec la créativité artistique, ce qui en fait une activité attrayante pour de nombreuses personnes. Voici comment intégrer la danse dans un programme de perte de poids de manière saine et durable :

Avantages de la Danse pour la Perte de Poids :
Exercice cardiovasculaire : La danse, qu'il s'agisse de styles énergiques comme la danse aérobique ou de danses plus lentes comme le ballet, peut fournir un exercice cardiovasculaire efficace qui brûle des calories et renforce le système cardiovasculaire.

Brûlage de Calories : La danse peut brûler un nombre significatif de calories, en particulier lorsque vous dansez de manière intense et continue.

Amélioration de la coordination : La danse améliore la coordination, la flexibilité et l'équilibre, ce qui peut aider à prévenir les blessures et à améliorer la posture.

Renforcement musculaires : La danse engage de nombreux groupes musculaires, ce qui contribue au renforcement musculaire global, en particulier des jambes, des abdominaux et du tronc.

Stress Réduit : La danse peut aider à réduire le stress, à améliorer l'humeur et à favoriser le bien-être mental grâce à la libération d'endorphines.

Variété : Il existe une grande variété de styles de danse, ce qui permet de choisir celui qui vous convient le mieux en fonction de vos préférences.

Comment Intégrer la Danse dans un Programme de Perte de Poids :

Choisissez votre style : Trouvez un style de danse qui vous passionne, que ce soit la danse hip-hop, la danse latine, la danse contemporaine, la danse de salon ou tout autre style. L'important est que vous aimiez ce que vous faites.

Planification : Établissez un plan d'entraînement de danse régulier. Essayez de danser au moins 3 à 5 fois par semaine, en commençant par des sessions de 20 à 30 minutes et en augmentant progressivement la durée.

Classes ou Entraînement à Domicile : Vous pouvez rejoindre des cours de danse en groupe dans un studio ou suivre des vidéos d'entraînement de danse en ligne à domicile.

Intensité : Variez l'intensité de votre danse en incluant des sessions d'entraînement plus intensives, comme la danse aérobique, avec des moments plus calmes pour permettre à votre corps de récupérer.

Alimentation Équilibrée : Complétez votre programme de danse par une alimentation équilibrée, en veillant à contrôler les portions et à manger des aliments nutritifs.

Hydratation : Buvez suffisamment d'eau pour rester hydraté pendant vos séances de danse.

Suivi : Gardez un journal de vos séances d'entraînement de danse et de votre alimentation pour suivre vos progrès.

Récupération : N'oubliez pas de prendre le temps de vous étirer après vos séances de danse pour éviter les blessures et pour améliorer votre flexibilité.

Consultez un professionnel : Si vous avez des préoccupations médicales spécifiques ou si vous envisagez un programme de perte de poids important, consultez un professionnel de la santé pour obtenir des conseils adaptés à votre situation.

La danse peut être une façon amusante et efficace de perdre du poids de manière saine et durable. Elle vous permet de brûler des calories, de renforcer les muscles et de profiter des bienfaits pour la santé mentale. En l'intégrant à un mode de vie actif et à une alimentation équilibrée, vous pouvez atteindre vos objectifs de perte de poids de manière plus agréable et durable.

Entraînement en circuit :

L'entraînement en circuit est une méthode d'exercice qui consiste à enchaîner une série d'exercices différents avec peu ou pas de temps de repos entre chaque exercice. Il peut être un excellent moyen de soutenir une perte de poids saine et durable, car il combine à la fois l'entraînement cardiovasculaire et la musculation dans un seul programme efficace. Voici comment intégrer l'entraînement en circuit dans un programme de perte de poids de manière saine et durable :

Avantages de l'Entraînement en Circuit pour la Perte de Poids :

Brûlage de Calories : Les séances d'entraînement en circuit sont souvent intensives, ce qui permet de brûler un nombre significatif de calories en peu de temps.

Exercice cardiovasculaire : L'entraînement en circuit inclut généralement des exercices cardiovasculaires, comme la course en place, les sauts ou les burpees, qui augmentent votre fréquence cardiaque et améliorent votre condition cardiovasculaire.

Renforcement musculaire : Il comprend également des exercices de musculation, tels que des squats, des pompes ou des fentes, qui renforcent les muscles et augmentent le métabolisme.

Économie de temps : L'entraînement en circuit peut être efficace car il permet de combiner cardio et musculation en une seule séance, ce qui est idéal pour les personnes ayant un emploi du temps chargé.

Variété : Vous pouvez personnaliser votre entraînement en circuit en choisissant une grande variété d'exercices pour cibler différents groupes musculaires.

Comment Intégrer l'Entraînement en Circuit dans un Programme de Perte de Poids :

Planification : Établissez un plan d'entraînement en circuit qui inclut une sélection d'exercices cardiovasculaires et de musculation. Vous pouvez trouver des routines en ligne ou travailler avec un entraîneur personnel.

Intensité : Choisissez des exercices et des poids (si vous utilisez des poids) qui vous permettent de travailler intensément pendant chaque série, mais assurez-vous de maintenir une technique correcte pour éviter les blessures.

Durée : Commencez par des séances d'entraînement en circuit de 20 à 30 minutes, puis augmentez progressivement la durée à mesure que votre condition physique s'améliore.

Fréquence : Visez à faire des séances d'entraînement en circuit au moins 3 à 4 fois par semaine pour des résultats optimaux.

Alimentation Équilibrée : Complétez votre programme d'exercice par une alimentation équilibrée qui fournit à votre corps les nutriments dont il a besoin pour l'effort et la récupération. Contrôlez les portions et évitez les excès.

Hydratation : Buvez suffisamment d'eau pour rester hydraté pendant vos séances d'entraînement.

Suivi : Gardez un journal de vos séances d'entraînement en circuit et de votre alimentation pour suivre vos progrès.

Récupération : Assurez-vous de prendre le temps de vous étirer après vos séances d'entraînement en circuit pour prévenir les blessures et favoriser la récupération.

Consultez un professionnel : Si vous êtes novice en entraînement en circuit ou si vous avez des préoccupations médicales spécifiques, consultez un entraîneur personnel ou un professionnel de la santé pour obtenir des conseils adaptés à votre situation.

L'entraînement en circuit peut être une stratégie efficace pour soutenir une perte de poids saine et durable. En le combinant avec une alimentation équilibrée et une gestion du stress, vous pouvez atteindre vos objectifs de perte de poids de manière cohérente et efficace.

Randonnée :

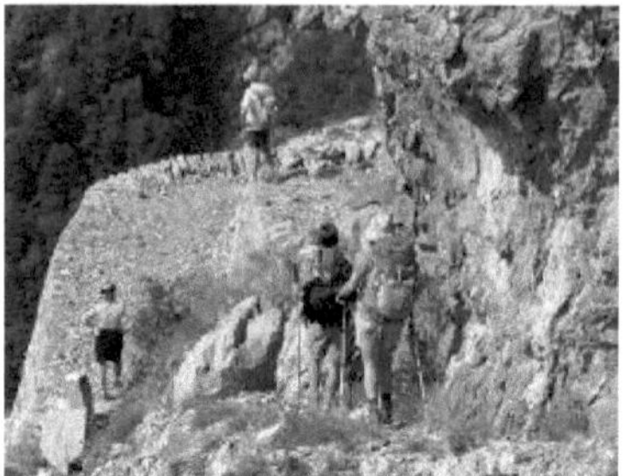

La randonnée est une activité de plein air populaire qui peut contribuer de manière significative à une perte de poids saine et durable. Elle combine l'exercice cardiovasculaire, la dépense calorique et la connexion avec la nature, ce qui en fait un excellent choix pour ceux qui recherchent une approche active et agréable de la perte de poids. Voici comment vous pouvez intégrer la randonnée dans un programme de perte de poids de manière saine et durable :

Avantages de la Randonnée pour la Perte de Poids :

Exercice cardiovasculaire : La randonnée implique une marche active qui stimule votre système cardiovasculaire, améliorant ainsi la santé de votre cœur et augmentant votre dépense calorique.

Brûlage de Calories : Randonner en montagne, sur des sentiers escarpés ou à un rythme soutenu peut brûler un nombre significatif de calories, soutenant ainsi la perte de poids.

Contact avec la Nature : La randonnée offre l'occasion de vous connecter avec la nature, ce qui peut réduire le stress et améliorer votre bien-être mental, favorisant ainsi de meilleurs choix alimentaires.

Renforcement musculaire : Les montées et les descentes de terrain stimulent les muscles des jambes, des fessiers et du tronc, contribuant au renforcement musculaire.

Variété : Vous pouvez choisir parmi une variété de sentiers de randonnée, du plus facile au plus difficile, ce qui permet de personnaliser vos sorties en fonction de votre niveau de condition physique.

Comment Intégrer la Randonnée dans un Programme de Perte de Poids :

Choisissez vos sentiers : Trouvez des sentiers de randonnée adaptés à votre niveau de condition physique. Commencez par des sentiers faciles et progressivement, passez à des niveaux plus difficiles.

Planification : Établissez un calendrier de randonnée régulier. Essayez de randonner au moins 2 à 3 fois par semaine, en commençant par des distances plus courtes et en les augmentant progressivement.

Équipement : Investissez dans une paire de bonnes chaussures de randonnée pour éviter les blessures et assurez-vous d'avoir de l'eau et des collations nutritives avec vous.

Intensité : Pour augmenter l'intensité, choisissez des sentiers avec des montées et des descentes raides. Vous pouvez également augmenter votre rythme de marche.

Alimentation Équilibrée : Complétez votre programme de randonnée par une alimentation équilibrée. Apportez des collations nutritives pour recharger votre énergie pendant la randonnée.

Hydratation : Buvez suffisamment d'eau pour rester hydraté pendant vos randonnées, surtout par temps chaud.

Suivi : Tenez un journal de vos randonnées et de votre alimentation pour suivre vos progrès.

Récupération : Accordez une attention particulière à la récupération après des randonnées intensives. Assurez-vous de bien vous étirer et de reposer vos muscles.

Consultez un professionnel : Si vous avez des préoccupations médicales spécifiques ou si vous envisagez un programme de perte de poids important, consultez un professionnel de la santé pour obtenir des conseils adaptés à votre situation.

La randonnée peut être une façon agréable et efficace de soutenir une perte de poids saine et durable. En explorant la nature tout en brûlant des calories, vous pouvez progresser vers vos objectifs de perte de poids tout en appréciant le plein air. Associée à une alimentation équilibrée et à une gestion du stress, la randonnée peut vous aider à atteindre et à maintenir un poids santé.

Exercices d'Étirement :

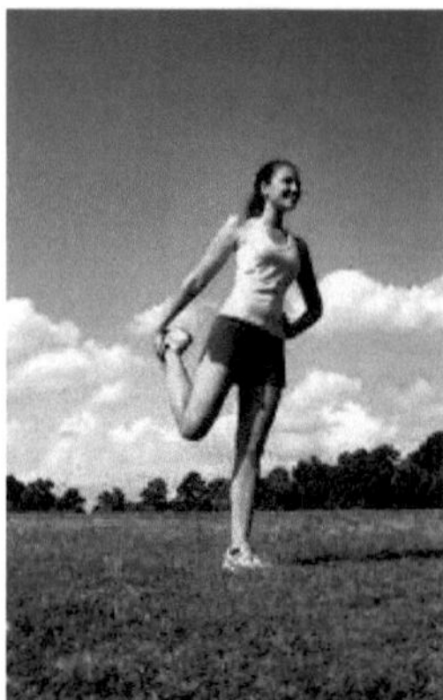

Les exercices d'étirement ne sont pas principalement conçus pour brûler des calories ou favoriser la perte de poids directement, mais ils peuvent jouer un rôle important dans un programme global de perte de poids saine et durable. Voici comment les exercices d'étirement peuvent contribuer à un programme de perte de poids saine :

Avantages des Exercices d'Étirement pour la Perte de Poids :

Amélioration de la mobilité : Les exercices d'étirement améliorent la flexibilité et la mobilité des muscles et des articulations. Cela peut faciliter la pratique d'autres activités physiques et minimiser le risque de blessures pendant l'exercice.

Réduction du stress : Les étirements peuvent aider à réduire le stress et l'anxiété, ce qui peut contribuer à la gestion du poids. Le stress chronique peut être lié à une prise de poids accrue due à des comportements alimentaires émotionnels.

Meilleure Posture : L'amélioration de la posture grâce aux étirements peut vous aider à vous tenir debout plus droit et à paraître plus mince.

Préparation à l'Exercice : Les étirements dynamiques (étirements actifs) peuvent être utilisés pour préparer le corps à l'exercice, ce qui peut améliorer la qualité de votre entraînement.

Relaxation : Les étirements statiques (étirements maintenus pendant une période de temps) peuvent être relaxants, ce qui peut favoriser un meilleur sommeil. Le sommeil de qualité est important pour la régulation du poids.

Comment Intégrer les Exercices d'Étirement dans un Programme de Perte de Poids:

Incorporez-les dans Votre Routine d'Exercice : Faites des exercices d'étirement à la fin de chaque séance d'exercice pour aider à réduire la raideur musculaire et à améliorer la récupération.

Pratiquez la Respiration Profonde : Combinez les étirements avec des techniques de respiration profonde pour favoriser la relaxation.

Étirez-vous régulièrement : Si vous avez un travail sédentaire, prenez des pauses pour vous étirez et évitez de rester assis pendant de longues périodes.

Étirements Matinaux : Les étirements doux le matin peuvent aider à préparer votre corps pour la journée.

Consultez un professionnel : Si vous avez des besoins spécifiques en matière d'étirements, consultez un professionnel de la santé ou un physiothérapeute pour des exercices d'étirement adaptés à vos besoins individuels.

Complétez avec une Alimentation Équilibrée : Les exercices d'étirement doivent être complétés par une alimentation équilibrée et une gestion de l'apport calorique pour une perte de poids saine et durable.

Bien que les exercices d'étirement ne soient pas un moyen principal de brûler des calories, ils peuvent jouer un rôle précieux dans un programme global de perte de poids saine en améliorant la mobilité, en réduisant le stress et en préparant votre corps à l'exercice. En les combinant avec d'autres activités physiques et une alimentation équilibrée, vous pouvez favoriser une perte de poids durable et maintenir une meilleure santé globale

Entraînement par Intervalles à Haute Intensité (HIIT) :

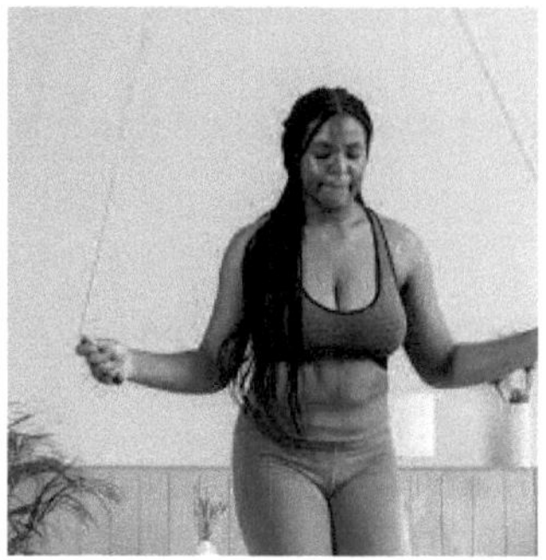

L'entraînement par intervalles à haute intensité (HIIT) est une méthode d'exercice qui implique des périodes courtes et intenses d'activité physique suivies de courtes périodes de récupération ou de repos. Il s'est avéré être un moyen efficace de soutenir une perte de poids saine et durable. Voici comment vous pouvez intégrer le HIIT dans un programme de perte de poids de manière saine :

Avantages du HIIT pour la Perte de Poids :

Brûlage de Calories Élevé : Le HIIT est très efficace pour brûler des calories en peu de temps grâce à ses intervalles d'effort intense.

Métabolisme Stimuler : Le HIIT peut augmenter votre métabolisme de base, ce qui signifie que vous continuerez à brûler des calories même après l'entraînement.

Gestion de la Graisse : Il a été démontré que le HIIT favorise la perte de graisse tout en préservant la masse musculaire, ce qui est essentiel pour une perte de poids saine.

Gain de temps : Les séances d'entraînement HIIT sont courtes, ce qui convient aux personnes ayant un emploi du temps chargé.

Pas de matériel spécial requis : Beaucoup d'entraînements HIIT peuvent être effectués sans équipement spécial.

Comment Intégrer le HIIT dans un Programme de Perte de Poids :

Choisissez Vos Exercices : Vous pouvez effectuer des exercices tels que la course, le saut à la corde, les burpees, les pompes, les squats et bien d'autres dans un style HIIT.

Planification : Établissez un plan d'entraînement HIIT qui alterne entre les périodes d'effort intense (20-60 secondes) et les périodes de récupération (10-60 secondes). Commencez par quelques séries et augmentez progressivement le nombre au fil du temps.

Intensité : L'effort pendant les intervalles doit être proche de l'intensité maximale que vous pouvez soutenir. L'intensité élevée est ce qui rend le HIIT efficace.

Durée : Les séances HIIT peuvent durer de 10 à 30 minutes, selon votre niveau de condition physique et vos objectifs.

Fréquence : Vous pouvez faire des séances HIIT 2 à 4 fois par semaine, en alternant avec des jours de repos ou d'autres formes d'exercice.

Alimentation Équilibrée : Complétez votre programme HIIT par une alimentation équilibrée qui fournit à votre corps les nutriments dont il a besoin pour l'effort et la récupération.

Hydratation : Buvez suffisamment d'eau pour rester hydraté pendant vos séances HIIT.

Suivi : Gardez un journal de vos séances HIIT pour suivre vos progrès.

Consultez un professionnel : Si vous avez des préoccupations médicales spécifiques ou si vous envisagez un programme de perte de poids important, consultez un professionnel de la santé pour obtenir des conseils adaptés à votre situation.

Le HIIT peut être une stratégie très efficace pour soutenir une perte de poids saine et durable. Cependant, il est important de l'intégrer à un programme d'exercice global, de suivre une alimentation équilibrée et de prendre en compte la récupération pour obtenir les meilleurs résultats en matière de perte de poids durable.

Escalade :

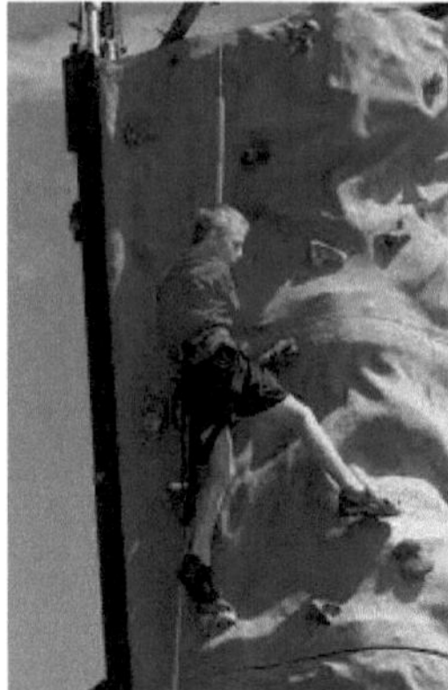

L'escalade est une activité physique exigeante qui peut contribuer à une perte de poids saine et durable. Elle combine l'exercice cardiovasculaire, le renforcement musculaire et la coordination, ce qui en fait une excellente option pour ceux qui recherchent un moyen engageant de perdre du poids tout en développant leur force et leur endurance. Voici comment vous pouvez intégrer l'escalade dans un programme de perte de poids de manière saine et durable :

Avantages de l'Escalade pour la Perte de Poids :

Brûlage de Calories Élevé : L'escalade peut brûler un nombre considérable de calories, en particulier lorsqu'elle est pratiquée de manière intense.

Renforcement musculaire : Grimper sollicite de nombreux groupes musculaires, ce qui contribue au renforcement musculaire global, y compris les bras, les jambes, le tronc et les muscles stabilisateurs.

Amélioration de la Coordination : L'escalade nécessite une coordination précise entre les mains et les pieds pour gravir les parois ou les rochers, ce qui peut améliorer la proprioception.

Stimulation Mentale : L'escalade sollicite la concentration et la résolution de problèmes, ce qui peut contribuer à la gestion du stress et à la réduction des comportements alimentaires émotionnels.

Contact avec la Nature : L'escalade en plein air permet de profiter de la nature, ce qui peut favoriser le bien-être mental.

Comment Intégrer l'Escalade dans un Programme de Perte de Poids :

Formation : Si vous êtes novice en escalade, envisagez de suivre des cours d'escalade en salle ou de travailler avec un instructeur expérimenté pour apprendre les techniques de base et les règles de sécurité.

Planification : Établissez un plan d'escalade régulier. Commencez par des sessions plus courtes et augmentez progressivement la durée et l'intensité de vos escalades.

Équipement : Assurez-vous d'avoir l'équipement d'escalade approprié, y compris un harnais, des chaussures d'escalade et un casque.

Variété : Essayez différents types d'escalade, comme l'escalade en salle, l'escalade en extérieur sur rochers naturels, l'escalade sportive ou le bloc.

Sécurité : Respectez toujours les règles de sécurité de l'escalade, utilisez des systèmes de protection appropriés et grimpez avec un partenaire si nécessaire.

Alimentation Équilibrée : Complétez votre programme d'escalade par une alimentation équilibrée qui fournit à votre corps les nutriments nécessaires pour l'effort et la récupération. Contrôlez les portions et évitez les excès.

Hydratation : Buvez suffisamment d'eau pour rester hydraté pendant vos sessions d'escalade.

Suivi : Gardez un journal de vos escalades et de votre alimentation pour suivre vos progrès.

Consultez un professionnel : Si vous avez des préoccupations médicales spécifiques ou si vous envisagez un programme de perte de poids important, consultez un professionnel de la santé pour obtenir des conseils adaptés à votre situation.

L'escalade peut être une façon stimulante et efficace de soutenir une perte de poids saine et durable. Elle vous permet de brûler des calories, de développer la force et la coordination, tout en vous offrant une expérience en plein air enrichissante. En la combinant avec une alimentation équilibrée et une gestion du stress, vous pouvez atteindre vos objectifs de perte de poids tout en profitant d'une activité passionnante.

Jardinage :

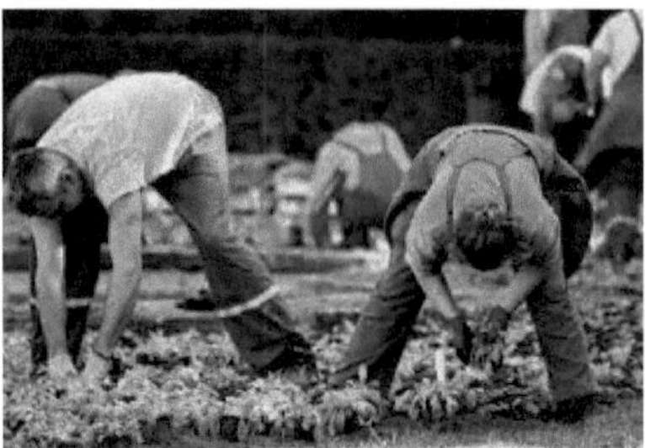

Le jardinage est une activité physique productive qui peut contribuer à une perte de poids saine et durable. Bien que cela puisse ne pas brûler autant de calories que certains autres exercices, le jardinage offre de nombreux avantages pour la santé physique et mentale, qui peuvent soutenir vos objectifs de perte de poids. Voici comment vous pouvez intégrer le jardinage dans un programme de perte de poids de manière saine et durable :

Avantages du Jardinage pour la Perte de Poids :

Activité Physique Modérée : Le jardinage implique de nombreux mouvements, tels que creuser, planter, tondre la pelouse et désherber, ce qui peut brûler des calories et renforcer les muscles.

Exposition au Soleil : Le temps passé à l'extérieur en jardinant vous expose à la lumière du soleil, ce qui favorise la production de vitamine D et contribue au bien-être général.

Alimentation Saine : Le jardinage peut encourager une alimentation plus saine car vous avez tendance à manger davantage de fruits et de légumes frais que vous avez cultivés vous-même.

Réduction du stress : Le jardinage peut être relaxant et réduire le stress, ce qui peut aider à éviter les comportements alimentaires émotionnels.

Comment Intégrer le Jardinage dans un Programme de Perte de Poids :

Planification : Planifiez un jardin en fonction de vos préférences et de l'espace disponible. Choisissez des cultures que vous aimez et qui sont adaptées à votre région.

Entretien régulier : Prenez l'habitude d'entretenir régulièrement votre jardin. Arrosez, désherbez, plantez et récoltez à mesure que cela est nécessaire.

Équipement de jardinage : Investissez dans les outils de jardinage appropriés pour rendre le travail plus efficace et éviter les blessures.

Durée : Essayez de passer au moins 30 à 60 minutes par jour à jardiner, ou plus si vous le pouvez.

Variété : Intégrez une variété de tâches de jardinage pour travailler différents groupes musculaires.

Alimentation Équilibrée : Complétez votre programme de jardinage par une alimentation équilibrée qui fournit à votre corps les nutriments nécessaires pour l'effort et la récupération. Contrôlez les portions et évitez les excès.

Hydratation : Buvez suffisamment d'eau pour rester hydraté pendant votre temps de jardinage, surtout par temps chaud.

Suivi : Tenez un journal de votre temps de jardinage et de votre alimentation pour suivre vos progrès.

Consultez un professionnel : Si vous avez des préoccupations médicales spécifiques ou si vous envisagez un programme de perte de poids important, consultez un professionnel de la santé pour obtenir des conseils adaptés à votre situation.

Le jardinage peut être une manière agréable et productive de soutenir une perte de poids saine et durable. Il vous permet de brûler des calories, de cultiver des aliments frais et de profiter du plein air. En l'intégrant à une alimentation équilibrée et à une gestion du stress, le jardinage peut vous aider à atteindre et à maintenir un poids santé tout en améliorant votre bien-être général.

Il est essentiel de trouver une activité physique que vous aimez et que vous pouvez maintenir à long terme. L'intégration régulière de l'exercice et de l'activité physique dans votre vie quotidienne peut avoir un impact significatif sur votre santé physique et mentale, ainsi que sur votre qualité de vie globale.

Chapitre 5 : Gestion du Stress et du Sommeil

Gestion du Stress pour une Perte de Poids Réussie

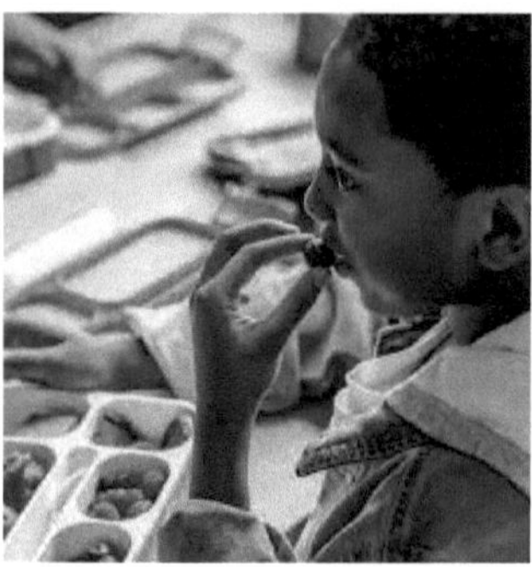

Avantages et Exemples:
La gestion du stress est un élément souvent négligé mais crucial pour réussir un programme de perte de poids de manière saine et durable. Le stress peut entraîner des comportements alimentaires émotionnels, des déséquilibres hormonaux et des choix alimentaires malsains, ce qui peut compromettre vos objectifs de perte de poids. Dans ce guide, nous allons explorer les avantages de la gestion du stress pour une perte de poids réussie et fournir des exemples concrets de techniques de gestion du stress.

Avantages de la Gestion du Stress pour la Perte de Poids

1. Contrôle des Comportements Alimentaires Émotionnels :
Le stress peut déclencher des comportements alimentaires émotionnels, tels que la suralimentation ou la consommation excessive de collations malsaines. En gérant le stress, vous pouvez éviter de vous tourner vers la nourriture pour soulager vos émotions.

2. Régulation Hormonale :
Le stress chronique peut perturber les niveaux d'hormones responsables de la régulation de l'appétit, comme la leptine et la ghréline. La gestion du stress peut aider à maintenir un équilibre hormonal sain, ce qui facilite la perte de poids.

3. Choix Alimentaires Plus Sains :
Les personnes sous stress ont souvent tendance à opter pour des aliments riches en calories, en sucre et en matières grasses. En gérant le stress, vous pouvez prendre des décisions alimentaires plus judicieuses et choisir des aliments nutritifs.

4. Gestion des Crises de Boulimie :
Pour ceux qui luttent contre la boulimie, la gestion du stress peut aider à réduire la fréquence et l'intensité des crises de boulimie.

5. Amélioration de la Motivation :
Le stress peut entraîner une perte de motivation pour l'exercice physique. En gérant le stress, vous serez plus enclin à maintenir un programme d'exercice régulier.

6. Meilleure Qualité de Sommeil :
Le stress peut perturber le sommeil, ce qui peut avoir un impact négatif sur la perte de poids. Une gestion efficace du stress peut améliorer la qualité du sommeil.

7. Réduction de la Rétention d'Eau :
Le stress peut provoquer une rétention d'eau, ce qui peut masquer la perte de poids réelle. En gérant le stress, vous pouvez minimiser ce phénomène.

Exemples de Techniques de Gestion du Stress pour la Perte de Poids

Méditation de Pleine Conscience :
La méditation de pleine conscience peut aider à réduire le stress en vous aidant à rester présent dans l'instant présent. Cela peut vous empêcher de vous inquiéter constamment de l'avenir.

Respiration Profonde :
La respiration profonde peut calmer le système nerveux et réduire le stress. Pratiquez des techniques de respiration profonde lorsque vous vous sentez anxieux.

Planification des Repas :
Planifiez vos repas à l'avance pour éviter de vous retrouver affamé et de prendre des décisions alimentaires impulsives en période de stress.

5. Exercice Régulier :
L'activité physique régulière libère des endorphines, qui agissent comme des analgésiques naturels et améliorent votre humeur.

Communication et Soutien :
Parlez à un ami, un membre de la famille ou un professionnel de la santé de vos défis liés à la perte de poids et au stress. Le soutien social peut être essentiel.

Gestion du Temps :
Organisez votre emploi du temps pour éviter la surcharge de travail, ce qui peut être une source de stress.

Pratique de l'Auto-Compassion :
Soyez bienveillant envers vous-même et évitez l'auto-critique excessive. La compassion envers soi-même peut réduire le stress lié à la perte de poids.

Étude de Cas : Gestion du Stress pour la Perte de Poids

Situation : Sarah souhaite perdre du poids, mais elle se tourne souvent vers la nourriture lorsque le stress au travail devient insupportable.

Stratégies de Gestion du Stress pour Sarah :

Sarah commence à pratiquer la méditation de pleine conscience pendant 10 minutes chaque matin pour commencer la journée de manière détendue.

Sarah apprend des techniques de respiration profonde pour utiliser lorsque le stress au travail devient accablant.

Elle planifie ses repas et collations à l'avance pour éviter de céder à des choix alimentaires malsains.

Sarah fait de l'exercice régulièrement, en intégrant des promenades quotidiennes dans sa routine.

Elle rejoint un groupe de soutien en ligne pour partager ses expériences et obtenir du soutien social.

Résultats : Grâce à ces stratégies de gestion du stress, Sarah parvient à maintenir une alimentation saine, à rester motivée pour l'exercice physique et à éviter les comportements alimentaires émotionnels. Elle commence à voir des progrès constants dans sa perte de poids.

En conclusion, la gestion du stress est un élément essentiel de tout plan de perte de poids réussi. En réduisant le stress, vous pouvez prendre des décisions alimentaires plus saines, réguler votre appétit et maintenir la motivation pour l'exercice. Les exemples de techniques de gestion du stress présentés ici peuvent être adaptés à votre situation personnelle pour vous aider à atteindre vos objectifs de perte de poids de manière saine et durable.

L'Importance d'un Sommeil de Qualité

L'obtention d'un sommeil de qualité joue un rôle essentiel dans la réalisation d'une perte de poids saine et durable. Un sommeil adéquat est souvent sous-estimé en tant que composant d'un programme de perte de poids, mais il peut avoir un impact significatif sur vos efforts de maîtrise du poids. Voici pourquoi un sommeil de qualité est si important pour perdre du poids de manière saine et durable :

Régulation des Hormones de la Faim : Un sommeil insuffisant ou de mauvaise qualité peut perturber l'équilibre des hormones de la faim, ce qui peut vous pousser à manger davantage. Une baisse du sommeil peut augmenter la production de ghréline, une hormone qui stimule l'appétit, et réduire la production de leptine, une hormone qui régule la satiété. Cela peut entraîner une augmentation de la faim et des envies de malbouffe.

Gestion du stress : Le sommeil joue un rôle crucial dans la gestion du stress. Un sommeil insuffisant peut augmenter le niveau de stress, ce qui peut entraîner des comportements alimentaires émotionnels et la recherche de confort dans la nourriture.

Énergie pour l'exercice : Un sommeil de qualité vous donne l'énergie nécessaire pour être actif et s'engager dans un exercice régulier. Lorsque vous êtes bien reposé, vous êtes plus susceptible de faire de l'exercice et de brûler des calories.

Récupération Musculaire : Le sommeil est essentiel pour la récupération musculaire après l'exercice. Un sommeil adéquat permet aux muscles de se réparer et de se développer, ce qui peut favoriser le renforcement musculaire et la perte de poids.

Régulation du métabolisme : Un sommeil de qualité est lié à une meilleure régulation du métabolisme. Un sommeil insuffisant peut entraîner une résistance à l'insuline, ce qui peut rendre plus difficile la régulation de la glycémie et la gestion du poids.

Conseils pour Améliorer la Qualité de Votre Sommeil :

Établissez une Routine de Sommeil : Essayez de vous coucher et de vous réveiller à la même heure tous les jours, même les week-ends.

Créez un environnement de sommeil favorable : Assurez-vous que votre chambre est sombre, calme et fraîche. Utilisez un matelas et des oreillers confortables.

Évitez les écrans avant de dormir : La lumière bleue des écrans d'ordinateur, de téléphone et de télévision peut perturber votre rythme circadien. Évitez les écrans au moins une heure avant de vous coucher.

Limitez la caféine et l'alcool : Évitez la caféine et l'alcool plusieurs heures avant le coucher, car ils peuvent perturber le sommeil.

Faites de l'exercice régulièrement : L'exercice peut améliorer la qualité du sommeil, mais évitez de faire de l'exercice intense juste avant de vous coucher.

Gérez le Stress : Pratiquez la relaxation, la méditation ou la respiration profonde pour gérer le stress avant le coucher.

Évitez les Repas Lourds : Évitez de manger de gros repas juste avant de vous coucher. Essayez de dîner au moins deux heures avant le coucher.

Consultez un professionnel : Si vous souffrez de troubles du sommeil persistants, envisagez de consulter un professionnel de la santé pour un diagnostic et un traitement appropriés.

En résumé, le sommeil de qualité est essentiel pour réguler les hormones de la faim, gérer le stress, maintenir l'énergie pour l'exercice et favoriser la récupération musculaire. Pour une perte de poids saine et durable, il est important de prioriser le sommeil tout autant que l'exercice et une alimentation équilibrée.

Chapitre 6 : Suivi de la Perte de Poids

Le suivi de votre progression est une étape cruciale dans votre voyage de perte de poids. C'est ce qui vous permet de mesurer vos efforts, d'apporter des ajustements lorsque c'est nécessaire, et de rester motivé. Dans ce chapitre, nous allons explorer les différentes façons de suivre votre perte de poids de manière efficace.

Tenir un Journal Alimentaire

Un journal alimentaire est un outil puissant pour suivre ce que vous mangez au quotidien. Enregistrez vos repas, collations, boissons et même les émotions qui accompagnent votre alimentation. Cela vous aidera à identifier les schémas alimentaires, les moments où vous êtes plus enclin à grignoter, et les types d'aliments qui peuvent vous poser problème.

L'Importance des Pesées Régulières

Bien que le poids corporel ne soit pas le seul indicateur de votre réussite, il reste un élément essentiel à surveiller. Peser régulièrement permet de suivre vos progrès et de détecter rapidement toute tendance à la reprise de poids. Cependant, ne soyez pas obsédé par la balance. Le poids peut fluctuer naturellement en raison de facteurs tels que la rétention d'eau et les changements hormonaux.

Ajuster Votre Plan au Besoin

Le suivi de votre perte de poids vous permettra de voir ce qui fonctionne et ce qui ne fonctionne pas. Si vous constatez que vous ne progressez pas ou que vous avez du mal à atteindre vos objectifs, il peut être nécessaire de réajuster votre plan. Cela peut inclure des modifications de votre régime alimentaire, de votre programme d'exercice, ou même la recherche de soutien supplémentaire.

L'Importance de la Patience et de la Persévérance

La perte de poids est rarement un processus linéaire. Il peut y avoir des hauts et des bas, des périodes de stagnation et des moments où vous atteignez des plateaux. Il est essentiel de faire preuve de patience et de persévérance. La clé du succès réside dans la constance et la détermination.

Utiliser des Outils de Suivi

De nos jours, il existe de nombreuses applications et outils en ligne qui peuvent vous aider à suivre votre perte de poids, à enregistrer vos repas, à calculer votre apport calorique, et à visualiser votre progression. Ces outils peuvent être précieux pour rester organisé et motivé.

En résumé, le suivi de votre perte de poids est essentiel pour mesurer vos progrès, identifier les domaines à améliorer, et rester motivé tout au long de votre voyage. Dans les chapitres à venir, nous examinerons plus en détail comment mettre en place un suivi efficace et comment réagir aux défis courants que vous pourriez rencontrer en cours de route. Souvenez-vous que la perte de poids est un voyage personnel, et le suivi régulier est un moyen de vous assurer que vous restez sur la bonne voie vers vos objectifs de bien-être.

Chapitre 7 : Les Pièges à Éviter

Pendant votre voyage de perte de poids, il existe de nombreux pièges courants auxquels il est important de rester attentif. Dans ce chapitre, nous allons examiner certains de ces pièges et vous donner des stratégies pour les éviter.

1. Les Régimes Yo-Yo

Les régimes draconiens à la mode sont souvent inefficaces à long terme et peuvent même être néfastes pour votre santé. Évitez le piège du "yo-yo" en adoptant un régime alimentaire durable et en faisant des changements progressifs à votre mode de vie. La perte de poids durable est un marathon, pas un sprint.

2. La Privation Extrême

Évitez de vous priver excessivement de certains aliments ou groupes alimentaires. La privation peut conduire à des fringales et à une rechute dans de mauvaises habitudes alimentaires. Au lieu de cela, optez pour la modération et la diversité alimentaire.

3. L'Écoute Aveugle des Tendances Diététiques

Les tendances diététiques vont et viennent, et il peut être tentant de sauter d'un régime à l'autre à la recherche d'une solution rapide. Cependant, il est essentiel de baser votre approche sur des principes éprouvés de nutrition équilibrée plutôt que de suivre aveuglément les dernières modes.

4. L'Émotionnel et la Nourriture

Beaucoup de gens utilisent la nourriture comme une échappatoire émotionnelle, que ce soit pour faire face au stress, à la tristesse ou à l'ennui. Identifiez les déclencheurs émotionnels qui vous amènent à manger de manière compulsive et cherchez des stratégies alternatives pour gérer vos émotions.

5. La Comparaison avec les Autres

Évitez de vous comparer constamment aux autres. Chacun a un métabolisme différent et des objectifs de perte de poids différents. Votre parcours est unique, alors concentrez-vous sur votre propre progression.

6. Ignorer les Signaux de Faim et de Satiété

Apprenez à écouter votre corps. Mangez lorsque vous avez faim, arrêtez-vous lorsque vous êtes satisfait. Ignorer les signaux de votre corps peut entraîner une suralimentation.

7. Négliger l'Activité Physique

La perte de poids ne dépend pas seulement de l'alimentation. Négliger l'activité physique peut ralentir votre progression. Trouvez des activités physiques que vous appréciez pour les rendre durables.

8. L'Impatience

La perte de poids durable prend du temps. Évitez le piège de l'impatience en restant concentré sur vos objectifs à long terme et en célébrant les petites victoires en cours de route.

9. Le Manque de Soutien

L'isolement peut rendre la perte de poids plus difficile. Cherchez le soutien de vos amis, de votre famille ou rejoignez un groupe de soutien. Le partage de votre voyage avec d'autres peut être une source d'inspiration et de motivation.

10. L'Absence de Plan de Maintenance

La perte de poids n'est que la première étape. Assurez-vous d'avoir un plan de maintenance en place pour éviter de reprendre du poids une fois que vous avez atteint vos objectifs.

En évitant ces pièges courants, vous pouvez rendre votre voyage de perte de poids plus efficace et plus durable. Dans les chapitres suivants, nous approfondirons les stratégies pour maintenir une alimentation équilibrée, rester actif et continuer à progresser vers une meilleure santé et un poids optimal.

Trouver un soutien adéquat peut être la clé de la réussite de votre parcours de perte de poids. Dans ce chapitre, nous allons explorer l'importance du soutien social, comment le trouver, et comment il peut vous aider à atteindre vos objectifs.

Chapitre 8 : Trouver un Soutien

L'Importance du Soutien Social

Le soutien social joue un rôle essentiel dans la perte de poids et la gestion du bien-être. Voici quelques raisons pour lesquelles le soutien social est si important :

Motivation et Responsabilité : Avoir quelqu'un pour vous encourager et vous responsabiliser peut vous aider à rester sur la bonne voie.

Partage d'Expérience : Vous pouvez apprendre des autres, tirer parti de leurs succès et éviter leurs erreurs.

Soutien émotionnel : La perte de poids peut être émotionnellement difficile. Un soutien affectif peut vous aider à faire face aux hauts et aux bas.

Soutien Pratique : Des amis ou de la famille peuvent vous aider en cuisinant des repas sains, en vous accompagnant à la salle de sport, ou en prenant soin des tâches ménagères pour que vous ayez plus de temps pour faire de l'exercice.

Où Trouver un Soutien ?

Amis et Famille : Commencez par votre cercle proche. Expliquez vos objectifs et demandez leur soutien.

Groupes de soutien : De nombreux groupes de soutien en ligne ou en personne sont dédiés à la perte de poids. Rejoindre un tel groupe peut être une source précieuse de soutien.

Entraîneurs Personnels ou Nutritionnistes : Si vous avez les moyens, travailler avec un professionnel de la santé peut vous offrir un soutien personnalisé.

Applications de Fitness et de Suivi : Certaines applications de fitness et de perte de poids offrent des communautés en ligne où vous pouvez trouver du soutien et de la motivation.

Communiquer Vos Besoins

Lorsque vous cherchez un soutien, il est important de communiquer vos besoins de manière claire et directe. Expliquez ce que vous attendez de votre soutien et comment il peut vous aider. Soyez ouvert à recevoir des commentaires constructifs et à partager vos succès et vos défis.

Le Soutien de Professionnels de la Santé

N'oubliez pas que les professionnels de la santé, tels que les médecins, les nutritionnistes et les entraîneurs personnels, peuvent être une source précieuse de soutien. Ils peuvent vous aider à élaborer un plan de perte de poids adapté à vos besoins et vous guider tout au long de votre parcours.

Trouver un soutien solide peut faire toute la différence dans votre voyage de perte de poids. Que ce soit en partageant vos objectifs avec des amis proches, en rejoignant un groupe de soutien en ligne, ou en travaillant avec des professionnels de la santé, le soutien social peut vous offrir la motivation, les connaissances et les ressources dont vous avez besoin pour réussir. Dans les chapitres suivants, nous explorerons davantage les stratégies pour maintenir votre progression et maintenir un mode de vie sain à long terme.

Chapitre 9 : Maintenir la Perte de Poids

Atteindre votre objectif de perte de poids est une grande réussite, mais maintenir cette perte de poids à long terme peut être tout aussi difficile, voire plus. Dans ce chapitre, nous allons explorer les stratégies essentielles pour maintenir la perte de poids et éviter la reprise de poids.

1. Restez Actif

Continuer à faire de l'exercice régulièrement est essentiel pour maintenir votre métabolisme actif et éviter la reprise de poids. Établissez un plan d'exercice durable qui comprend une variété d'activités que vous aimez.

2. Mangez Équilibré

Continuez à suivre les principes d'une alimentation équilibrée. Évitez de retourner à vos anciennes habitudes alimentaires et restez conscient de la taille de vos portions.

3. Gardez un Œil sur les Signaux de Faim et de Satiété

Écouter les signaux de votre corps est important pour éviter la suralimentation. Mangez lorsque vous avez faim et arrêtez-vous lorsque vous êtes satisfait.

4. Évitez les Régimes Draconiens

Évitez de retomber dans le piège des régimes draconiens. Les régimes restrictifs à court terme sont rarement efficaces à long terme et peuvent entraîner une reprise de poids rapide.

5. Continuez à Suivre Votre Progression

Même une fois que vous avez atteint votre objectif de perte de poids, continuez à suivre votre progression. Gardez un journal alimentaire ou utilisez des applications de suivi pour rester conscient de ce que vous mangez et de vos habitudes.

6. Trouvez un Soutien Continu

Le soutien social ne se limite pas à la phase de perte de poids. Continuez à chercher le soutien de vos amis, de votre famille ou de groupes de soutien pour rester motivé.

7. Gérez le Stress et les Émotions

Le stress et les émotions peuvent facilement vous amener à revenir à des habitudes alimentaires malsaines. Continuez à utiliser des techniques de gestion du stress et des émotions pour rester sur la bonne voie.

8. Fixez de Nouveaux Objectifs

Après avoir atteint votre objectif initial de perte de poids, fixez de nouveaux objectifs pour vous maintenir motivé. Cela peut inclure des objectifs de fitness, de santé ou de bien-être.

9. Soyez Patient et Tolérant envers Vous-Même

La maintenance de la perte de poids peut comporter des hauts et des bas. Soyez patient et tolérant envers vous-même. Si vous avez une rechute occasionnelle, ne vous découragez pas. Reprenez simplement vos habitudes saines.

10. Rendez-le Partie de Votre Style de Vie

La maintenance de la perte de poids ne devrait pas être une corvée, mais plutôt faire partie intégrante de votre style de vie. Créez un mode de vie sain et équilibré que vous pouvez maintenir à long terme.

La maintenance de la perte de poids est un défi continu, mais en adoptant ces stratégies, vous pouvez augmenter vos chances de maintenir votre succès à long terme. Rappelez-vous que la persévérance et la constance sont essentielles pour maintenir une vie saine et équilibrée. Continuez à prendre soin de votre bien-être, car cela en vaut la peine.

Conclusion

Félicitations pour avoir parcouru ce voyage de perte de poids d'environ 78 pages. Au cours de ce guide, nous avons exploré les principaux aspects de la perte de poids, de la compréhension des bases à la maintenance de vos résultats. Vous avez acquis des connaissances essentielles pour atteindre vos objectifs de bien-être et de poids de manière saine et durable.

Votre Réussite Personnelle

La perte de poids est un voyage personnel, unique à chaque individu. Ce que vous avez appris ici ne représente que le début de votre parcours. Votre réussite dépendra de votre engagement, de votre persévérance et de votre capacité à appliquer les principes et les stratégies que vous avez découverts.

La Clé : Des Habitudes Durables

Au fil de ce guide, vous avez appris que les régimes à court terme et les solutions rapides ne sont souvent pas durables. Au lieu de cela, l'adoption d' habitudes de vie saines, notamment une alimentation équilibrée et une activité physique régulière, est la clé de la réussite à long terme. Vous avez également découvert l'importance de la gestion du stress, du sommeil de qualité, du soutien social, et de la patience dans votre parcours.

Réfléchir et Planifier

À ce stade, il est important de prendre un moment pour réfléchir à ce que vous avez appris et à la manière dont vous souhaitez mettre en pratique ces connaissances. Passez du temps à réfléchir à vos objectifs personnels de perte de poids et de bien-être, et élaborer un plan concret pour les atteindre.

Soutien et Engagement Continus

Rappelez-vous que la perte de poids est un voyage en constante évolution. Il est normal de rencontrer des défis en cours de route. Cependant, en vous entourant d'un soutien adéquat, en restant engagé envers vos objectifs et en faisant preuve de persévérance, vous pouvez surmonter ces défis.

Célébrez Vos Victoires

Enfin, n'oubliez pas de célébrer vos victoires, grandes et petites. Chaque étape vers une meilleure santé mérite d'être reconnue et célébrée. Cela vous aidera à maintenir votre motivation et à rester concentré sur votre voyage de perte de poids.

En terminant ce guide, je vous encourage à continuer à rechercher des informations, à rester informé des développements en nutrition et de santé, et à continuer à prendre soin de votre bien-être. Vous avez le pouvoir de transformer votre vie en adoptant un mode de vie sain et équilibré. Bonne chance dans votre voyage vers une meilleure santé et une meilleure qualité de vie !

Annexes

Les annexes fournissent des informations complémentaires pour soutenir votre voyage de perte de poids. Voici quelques ressources et outils utiles que vous pouvez consulter pour approfondir vos connaissances et améliorer votre compréhension de la perte de poids et de la santé en général :

Annexe 1 : Liste de Contrôle des Aliments

Une liste de contrôle des aliments peut vous aider à planifier vos repas et à faire des achats plus judicieux. Elle peut inclure des catégories telles que les protéines maigres, les légumes, les fruits, les glucides complexes, etc. Utilisez cette liste pour vous assurer que vous avez une variété d'aliments sains dans votre cuisine.

Annexe 2 : Exemple de Programme d'Exercice

Un exemple de programme d'exercice peut vous aider à démarrer. Il peut inclure des séances d'entraînement cardiovasculaire, de musculation et de flexibilité. Consultez un professionnel de la santé ou un entraîneur personnel pour personnaliser un programme qui correspond à vos besoins et à votre niveau de forme physique.

Annexe 3 : Ressources en Ligne et Livres Recommandés

Explorez une sélection de ressources en ligne et de livres recommandés pour approfondir vos connaissances sur la nutrition, la perte de poids, la gestion du stress, et d'autres sujets liés à la santé. Ces ressources peuvent vous fournir des informations supplémentaires pour vous aider dans votre voyage.

N'oubliez pas que la recherche et l'apprentissage continus sont essentiels pour maintenir un mode de vie sain. Utilisez ces annexes comme point de départ pour explorer davantage de ressources et pour soutenir votre engagement envers votre bien-être. Bonne lecture et bonne continuation dans votre parcours de perte de poids et de santé !

Bibliographie

Voici une liste de références bibliographiques pour les informations et les recommandations présentées dans ce guide sur la perte de poids :

"Dietary Guidelines for Americans. Site Web du Département de l'Agriculture des États-Unis (USDA). https://www.dietaryguidelines.gov/

"Physical Activity Guidelines for Americans. Site Web du Département de la Santé et des Services sociaux des États-Unis (HHS). https://health.gov/paguidelines/

Bray, G. A., Heisel, W. E., Afshin, A., Jensen, M. D., Dietz, W. H., Long, M., ... & Hu, F. B. (2018). "The science of obesity management: an Endocrine Society scientific statement." Endocrine reviews, 39(2), 79-132.

Thomas, D. M., Martin, C. K., Heymsfield, S., Redman, L. M., Schoeller, D. A., Levine, J. A., ... & Das, S. K. (2011). "A simple model predicting individual weight change in humans." Journal of Biological dynamics, 5(6), 579-599.

Mozaffarian, D., Hao, T., Rimm, E. B., Willett, W. C., & Hu, F. B. (2011). "Changes in diet and lifestyle and long-term weight gain in women and men." New England Journal of Medicine, 364(25), 2392-2404.

National Institute of Diabetes and Digestive and Kidney Diseases (NIDDK). "Weight-control Information Network." https://www.niddk.nih.gov/health-information/weight-management

Wing, R. R., Phelan, S. (2005). "Long-term weight loss maintenance." The American journal of clinical nutrition, 82(1), 222S-225S.

National Sleep Foundation. "Sleep Hygiene." https://www.sleepfoundation.org/sleep-hygiene

Harvard Health Publishing. "Why Stress Causes People to Overeat." Harvard Medical School. https://www.health.harvard.edu/staying-healthy/why-stress-causes-people-to-overeat

Prochaska, J. O., & DiClemente, C. C. (1983). "Stages and processes of self-change of smoking: Toward an integrative model of change." Journal of Consulting and Clinical Psychology, 51(3), 390-395.

American Psychological Association (APA). "Mind/Body Health: Stress." https://www.apa.org/topics/stress

Ces références sont destinées à fournir une base solide pour votre compréhension de la perte de poids et de la santé en général. N'hésitez pas à les consulter pour obtenir plus d'informations sur des sujets spécifiques et pour approfondir vos connaissances.

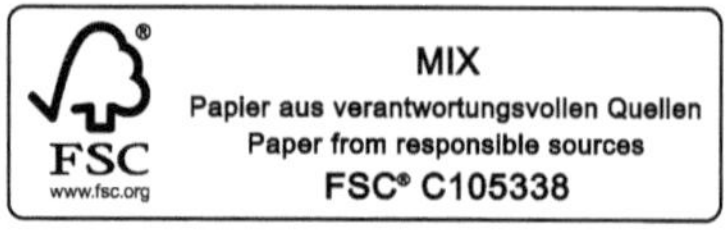

Printed by Books on Demand GmbH, Norderstedt / Germany